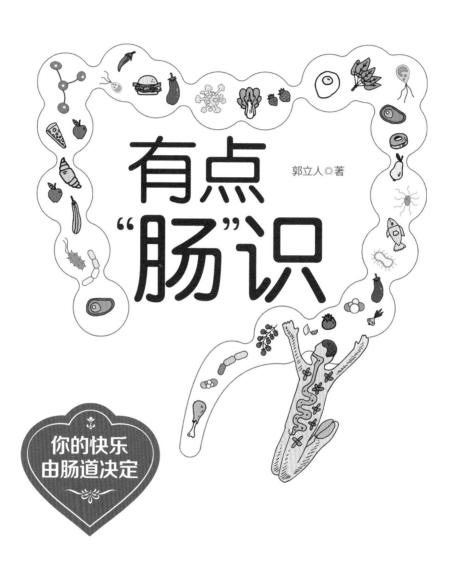

有点"肠"识

郭立人◎著

你的快乐
由肠道决定

长江出版传媒　湖北科学技术出版社

有点"肠"识：
你的快乐由肠道决定

图书在版编目（CIP）数据

有点"肠"识：你的快乐由肠道决定 / 郭立人著．—
武汉 ：湖北科学技术出版社，2018.12
ISBN 978-7-5706-0333-6

Ⅰ．①有… Ⅱ．①郭… Ⅲ．①肠－保健－基本知识
Ⅳ．① R574

中国版本图书馆 CIP 数据核字（2018）第 119724 号

责任编辑：李　佳
封面设计：胡　博　胡椒书衣

出版发行：湖北科学技术出版社
　　　　　www.hbstp.com.cn
地　　址：武汉市雄楚大街 268 号出版文化城
　　　　　B 座 13-14 层
电　　话：027-87679468
邮　　编：430070
印　　刷：三河市春园印刷有限公司
邮　　编：100024
印　　张：10
字　　数：100 千字
开　　本：710mm×1000mm　1/16
版　　次：2018 年 12 月第 1 版
印　　次：2018 年 12 月第 1 次印刷
定　　价：39.80 元

—— Preface 作者序 ——

你的"肠"识，决定生活过得舒不舒适！

翻开这本书的读者们，大家好，我是郭立人。

很"高兴"在此与你们初次见面，但同时也为这样的邂逅感到相当"遗憾"。

感到高兴的原因，是你们没有跳过"作者序"这一页，对于一名首次尝试写书、受出版社长期催稿压榨而濒临崩溃的医生来说，这是一种难以言喻的加油鼓励，我不得不和你们说句"谢谢"！哈哈！

但另一方面，我又感到五味杂陈，毕竟你们之所以会翻开这本书，多多少少是由于身体被肠道的问题困扰着，亟欲在这本书中找到解药。想到这里，不免觉得这样的相遇是种美丽的错误。

没关系。

即便我们的邂逅方式一点都不浪漫，我依然希望，能尽一点微薄的力量，让你们以及其他每位被肠道问题困扰者，都能得到更好的生活质量，重拾与肠道之间的友好关系。

在这本书中，我凭借自己20年的职业经验，尽可能以浅显易懂的文字、插图、照片来解说，从最基本也最重要的肠道健康辨别分析说起，让

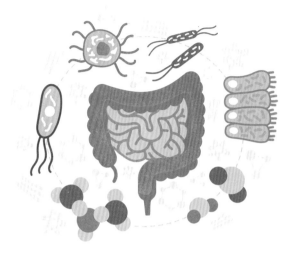

你依据粪便的颜色、形状、酝酿时间等因素，快速判断自己的身体状况；接着帮助你了解大部分人最容易碰到的肠道症状——"便秘"和"大肠激躁症"，于内于外皆"对症下药"，彻底避免麻烦；最后则是让你懂得通过"吃食材、喝果汁、养好菌、多按摩" 4 种方式，促进消化系统运作，自己当自己的家庭医生。当然，也少不了大家最关心也最害怕的肠癌问题，我整理出关于肠癌的相关信息，目的是"知己知彼，百战不殆"，了解疾病后才能减少不必要的紧张，用正确的治疗方式突破困境。

必须要说的是，身为一名专业的大肠直肠外科医生，我不认为仅以一本书，就可以为每位病患解决千百万种肠道问题，那是天方夜谭、不可能完成的任务，是对自身医学专业的不尊重。

那为什么还要写这本书呢？

因为我希望每个人都能更关注自己的身体。

行医这么多年，我发现，大多数人往往因为就医方便，便过度依赖医生，导致平日不注重身体健康（甚至还自我摧残），直到生病时才求助医生。这是种错误的生活方式。肠道疾病的由来也是如此，它绝对不是无中生有的产物，而是消化问题长期累积下来的结果，因此，即便平常没有生病，也要拥有正确的健康意识，而不是凡事都以就医方式解决，那是最愚蠢、也最迟的方法了。

　　于是我写了这本书，用最简单的方法，让每个人至少可以更了解自己的肠道。虽然写书的过程像小肠一样曲折……

　　"没生病时自己好好养护肠道，生病时再由医生对症下药解决。"这种医病相处模式，是我一直以来所追求的，更甚者，我期盼有一天，每个人都能不必求助医生，学会"自己的肠道自己救"。

　　希望这本书可以让你和你的健康、我与我的理想都更近一些。

　　我们后会无期!

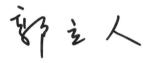

contents 目录

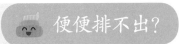 便便排不出？ 吃、喝、养、动，肠顺畅，好轻松

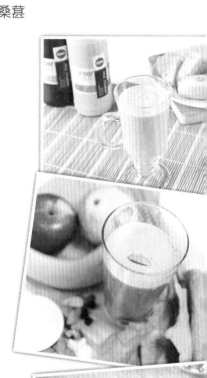

便便有秘密！

先从便便的状态
了解自己的身体状况吧

便便是怎么形成的？
——"嗯嗯"的肠道之旅

只要是人，每天一定都会"吃喝拉撒"，这短短四个字，如果再加上睡眠，甚至可以简单概括人的一生。然而，食物从进入人体到排出的过程，其实相当复杂且奇妙，涉及不同的器官与不同的功能，彼此各司其职，才能稳定地提供维持生命的能量，因此本书在谈到大家最在意的"肠道顺畅与否"问题之前，决定先来聊聊食物的人体之旅，以及它们在你身体里的每一站（消化器官）所留下的足迹。

• 起始站：口腔

口腔是食物进入身体的起始站，负责以牙齿切断、磨碎食物，借此帮助后续的消化步骤更为顺利，除此之外，口腔在受到食物的刺激时，还会通过腺体分泌唾液，这些唾液含有淀粉酶，能够在咀嚼的同时与食物混合，乘机分解碳水化合物，这也是为什么我们建议吃东西时一定要咀嚼的原因，否则碳水化合物没有先做初步分解，到后来就会变成胃部的负担。

• 第二站：食道

食道，亦称食管，是连接喉咙和胃部的管状食物通道。食道的上下端各有一个括约肌，分别为上括约肌与下括约肌。上括约肌掌管食物的吞咽，使食物进入食道；下括约肌位于贲门的位置，当食物进到胃里，贲门就会关上，避免食物逆流回食道。一旦食物成功进到食道这个长型中空、25～30厘米长的管道，肌肉就会收缩，让食物以蠕动的方式进入胃部，整个运送过程需8～20秒。

第2站
食道

食物从口腔进入胃部，过程需8~20秒的时间。

起始站
口腔

负责切断、磨碎食物，并以唾液中的淀粉酶来初步分解碳水化合物。

第3站
胃

负责以酸性的胃液分解食物：糖类、淀粉类的分解需60分钟，蛋白质分解需90~120分钟，脂肪分解需4~6小时。

第4站
小肠

负责以小肠壁上的绒毛吸收养分，转换为身体所需能量，过程需5~10小时。

终点站
大肠

负责吸收食物剩余的水分，并将粪便从肛门排出体外，过程需10~20小时。

• 第三站：胃部

通过食道送下来的食物会抵达胃部这个负责混合、储存、分解的器官，它的总容量为1000~3000毫升。这里的胃壁黏膜含有大量腺体，可分泌酸性的胃液，用来分解食物并且消灭对人体有害的细菌。需要注意的是，不同性质的食物所需的消化时间也略有差异，如糖类、淀粉类约需60分钟，蛋白质需90~120分钟，而脂肪则需4~6小时。因此不同体质的人可以此为参考选择合适的饮食方式（可参考从P54开始的相关内容）。

• 第四站：小肠

胃部分解完的食物会流入小肠，而小肠与前面主"分解"的器官较为不同，它负责以内壁皱褶上凸起的绒毛来"吸收"食物的养分。小肠的长度为4~6米，人体大部分的吸收工作都在这里进行，吸收时间为5~10小时，之后便会以蠕动方式把食物残渣送到下方的大肠。

• 终点站：大肠

食物的养分在被小肠吸收殆尽后，就轮到大肠来吸收剩余的"水分"了。大肠的总长度为1.5~1.6米，由盲肠、结肠（又可分为升结肠、横结肠、降结肠、乙状结肠）与直肠三大部分所组成，其中盲肠为人体的退化器官，没有任何作用，所以水分都在结肠的部分通过大肠黏膜进行吸收。一开始会先在升结肠中形成水状、糊状物，接下来到了横结肠后则变成类似水泥的状态，来到降结肠就开始"成型"，变成我们所熟知的"大便"的模样，最后由乙状结肠推动粪便抵达直肠储存，在适当的情况下由肛门排出体外。这个过程需10~20小时，如果不顺畅，就会有一些大便积在身体里面，导致我们觉

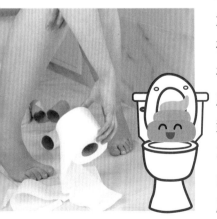

得肚子鼓鼓胀胀的，甚至会误以为是胀气，但这其实是粪便囤积的缘故。

　　说起来，我们的肠道其实有点像水管，如果水管下方不通、不顺，上面又有新的物质进来，当然就容易造成堵塞的情况了。

"嗯嗯"的肠道之旅：食物进入大肠形成便便的过程

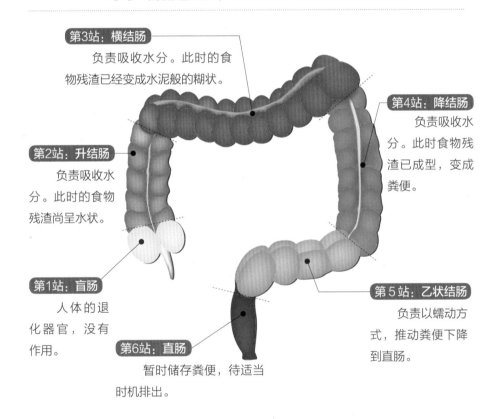

第3站：横结肠
负责吸收水分。此时的食物残渣已经变成水泥般的糊状。

第4站：降结肠
负责吸收水分。此时食物残渣已成型，变成粪便。

第2站：升结肠
负责吸收水分。此时的食物残渣尚呈水状。

第1站：盲肠
人体的退化器官，没有作用。

第6站：直肠
暂时储存粪便，待适当时机排出。

第5站：乙状结肠
负责以蠕动方式，推动粪便下降到直肠。

你的便便还好吗？
——看便便了解肠道的健康状况

 正常的大便应该是这个"形状"

常会有病人问：大便应该是什么样子才比较健康呢？我总会告诉他们，"理想"的大便形状是圆柱形的，有点像是一根香蕉的感觉，硬度不会太硬，但也不是糊糊的、散散的。如果粪便像是羊屎样一颗一颗的，落入马桶的时候甚至还会溅起水来，就表示它太硬了！如果排出这样的便便，通常表示人体的纤维素或者水分摄取得不够。若便便形状糊糊水水的，不成型，可能是吃了不新鲜的食物，肠道被细菌或病毒感染，也可能是本身为大肠激躁症的体质，肠子比较敏感，吃到某些食物或心理紧张，就会拉肚子。

别忘了，排泄出来的东西都是我们吃进去的东西形成的，软硬度全看我们吸收的水分以及纤维素的量。纤维素能够把大肠壁、血管管壁的水分吸收到粪便中，所以多吃纤维素含量高的食物，可以让粪便不那么硬。

少　　　　　　　　　　水分量　　　　　　　　　　多

形状			
描述	颗粒状，偏硬，像羊屎一样一颗一颗的	圆柱形，香蕉状，一条成型	糊状，糊糊水水的
可能因素	便秘	正常	腹泻或大肠激躁症

正常的大便应该是这个"颜色"

一般来讲，咖啡色、棕色为粪便最正常的颜色。对消化科医师而言，有些颜色的粪便一看就知道是有病变、不太正常的。

① 不正常粪便颜色：灰色

灰白色的粪便，通常是由于胆汁淤积或是胆汁没有正常排泄到肠道里所造成的。其原因为胆汁在肠道中经过细菌分解后会变成胆黄素，是一种能替大便"调色"的色素，而一旦肠道里缺乏胆汁，粪便就少了黄色的色素，形成灰白色的外型，在英文中称为"clay-colored stool"（黏土色的粪便）。若看到这种颜色的粪便，就可以推测出胆道系统出了问题，需要检查确认是不是哪里阻塞，或是因为结石、肿瘤造成了胆汁淤积。

② 不正常粪便颜色：红色

红色或含有血色的大便还可以分成两种："鲜血"的血便和"暗色血"的血便。鲜红色的血，或者大便外面沾染血丝，大多都跟肛门口的伤口有关系，例如肛门因为痔疮、肛裂流血等；而如果大便呈现较暗的猪肝色，出问题的地方就很可能是肠道的上段、不靠近肛门的地方。举例来说，若乙状结肠、降结肠等部位发炎或是慢性溃疡，就可能会形成像鼻涕黏液一样、看起来有点类似西红柿汁勾芡的糊状血便。

③ 不正常粪便颜色：黑色

类似轮胎、沥青颜色的黑色粪便，我们会称为"tarry stool"（柏油粪便），通常是上消化道出血造成的。举例来说，若胃、十二指肠部位有一些病灶（机体上发生病变的部分），这些病灶在出血的过程当中经血红素分解后，色素会混在粪便里面形成黑色的大便。不过，粪便呈现黑色也可能跟食物有关系，如食用墨鱼、乌贼等含有墨汁的食物，也会形成这种黑色的大便，这种状况就不用紧张。因此，我们观察粪便时，都会顺便问病人之前是否吃了含有很多色素成分的食物。

便便颜色透露的讯息

	棕	正常的颜色
	灰	由于胆汁淤积或是胆汁没有正常排泄到肠道里所造成
	红	鲜红的血或大便外沾血丝，大多是肛门有伤口 暗红色的血可能是肠道的上段、不靠近肛门的地方出了问题
	黑	通常由上消化道出血造成，也可能和吃了墨鱼、乌贼有关

（上图粪便颜色皆为示意，仅供参考）

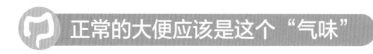

正常的大便应该是这个"气味"

正常的便便应该是什么气味？便便被肠内细菌分解会产生粪臭素，健康正常的气味是单纯微臭的且味道不会太强烈。有些人排便时，会有一阵难以忍受的恶臭味、强烈的腐败味，或排放臭屁，有可能是因为吃了洋葱、大蒜、韭菜、牛奶、肉类等食物。所以当你觉得自己的便便有臭味，可以先回想一下前一餐有没有上述这些食物，如果没有，就有可能是肠道出现问题的信号。

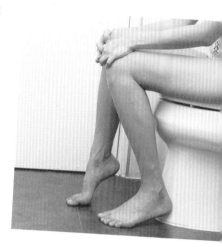

　　原则上，粪便会有臭味，大部分都是因为氨基酸的代谢。我们所吃的肉类或含有蛋白质的东西，分解完后就会形成氨气，进而使粪便有臭味。正是因为这样，我们会发现，一些草食性动物的粪便不臭，就是因为它们不吃肉类。也就是说，粪便的味道和氨最为相关，与粪便中含有多少水分关系不大。

 ## 正常的"排便量"应该是这么多

　　一般来讲，排便次数从一天三次到三天一次都是正常的。每天的排便量以200~300克为正常，这跟饮食有关系，毕竟吃得越多，形成的粪便也就会越多；而如果是以"分期付款"的方式分好几次排便，一次没有完全排干净，下一次排的自然也就会比较多。

　　我们会建议大家养成固定的排便习惯，不要忍着不去排便，否则若粪便堆积在直肠处，肠道会持续吸收其中的水分，让你的粪便越来越硬、越来越不容易排出来，造成肛门口受伤。

正常的排便应该是这个"感觉"

　　排便前大肠是在蠕动的，所以才会把食物慢慢从近端的肠子"推进"到远端，从小肠慢慢到大肠，从升结肠慢慢到横结肠、降结肠，这是肠胃道蠕动的正常方向。因此，有些人在排便之前会觉得肠子绞痛，绞痛过后才会想去排便。但是大部分的人不一定有这种感觉！事实上，肠胃道蠕动时人们不一定会感觉到痛，不过粪便排泄完后通常都会有一种"轻松很多"的感觉。这是因为粪便在肛门口会形成一种张力，不断地刺激肠胃道排空，但由于环境不见得能允许我们马上去上厕所，所以我们会用意志力把外括约肌绷紧。一旦可以不必维持紧绷状态，身体自然就会有通体舒畅的感觉了。

正常的排便周期应该是这个"时间"

肠道有个机制称为"胃肠反射"。食物进到胃以后，就会刺激肠胃道蠕动，让身体自然出现想要排空的感觉。所以一般来讲，我们只要吃进东西就会想要排便，但人们当然不可能随时都可以排便，因此我们必须要养成一种固定时间排便的习惯。举例来说，食物进到肠道里面后通常差不多在24～48小时后会形成粪便，有些人习惯早上出门前排空，下次再形成粪便就会是一天之后，正好可以每天都在这个时间排便。不过，有些人的肠胃蠕动比较快，有"肠躁"的体质，排便的次数就会比较多。关于"肠躁体质"，我会在下一章节仔细说明。原则上，只要是在一个对自己来说舒适放松的环境，且养成固定的排便习惯，无论是在什么时间排便都是没问题的。

正常的排便时间应该是这么久

通常从有便意到完全排空，坐在马桶上的时间差不多在两三分钟之内就够了。也就是说，如果在马桶上一坐就是十几二十分钟，那可不是良好的排便习惯哦！我们一般不建议你在化妆室、厕所里"培养"便意，因为这样做会让肛门口的压力变大，让痔疮组织变得更严重。现在许多人喜欢坐在马桶上看报纸或手机，等着便意来袭，事实上这是个不好的习惯。建议大家有便意的时候再去排便，然后在5分钟之内"清空"，否则对肛门口来说是很不利的。

 ## 正确的排便应该是这个姿势

　　一般来讲，蹲式马桶和坐式马桶相比，前者"上"起来会比较容易，这是因为蹲坐时的力矩呈现一个直接往下的角度，方便将便便往下推送。不过蹲坐的状态没办法维持很久，还是坐式会比较舒服，就看你比较喜欢哪一种了。我们会建议脚受伤者、孕妇或老人使用坐式马桶，这样对膝盖的压力比较小，但一般用蹲式还是比较卫生的，因为不用坐在跟别人共用的坐垫上。

坐式与蹲式示意图

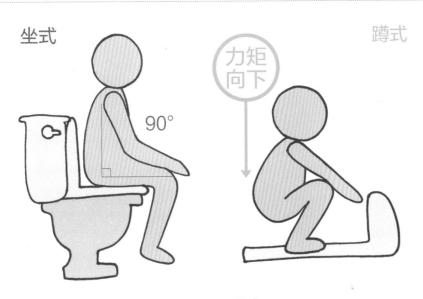

坐式：
脚受伤者、孕妇或老人使用
坐式较安全。

蹲式：
力矩向下，帮助排便产生
推力。

2

便便问题多？

80%的人"肠肠"
遇到这些困扰

感觉来了，却始终没有结果，好难受：便秘

 到底多久没大便才算便秘

所谓的"便秘"到底是什么呢？医学界的定义是"超过3天不大便"就叫作便秘。但有些病人每天都大便，大便却仍然像羊屎一样一颗一颗的，这样的状况一般人也都会称作便秘，所以便秘其实可以有很多种定义，最常见的有3种：

定义①：3天以上不大便。这是医学界通用的定义。

定义②：大便的质地很硬。

定义③：虽然每天都有排便，大便也不硬，但依旧需要蹲很久，用尽吃奶的力气大便。

其实广义来说，只要是长时间没有排便，或是有了便意却无法顺利排便，那么就都可以归为便秘。

 容易便秘的五大人群，你是否也是其中之一

有便秘烦恼的不只你一人！平常来找我就诊的病人中，大概有35%是属于便秘状况的。而在这些人中，只有35%可能是"实质器官性"问题，例如痔疮、肛裂、发炎、肿瘤等，需要治疗；而剩下65%～70%都属于"功能性便秘"，可能因生活饮食习惯所导致，例如喝水不够，青菜、水果摄取不足等因素，不算是真的因疾病问题所引起的便秘。以下就来谈谈较容易发生功能性便秘的五大人群。

• 人群1：女性

跟男性相比，女性比较容易便秘。这主要是因为男女先天的生理构造不同所导致，女性的腹肌较薄，肌力比男性弱，推动肠道蠕动的力量相对较弱。此外，男女激素差异也是一大因素。女性经期前与怀孕时，体内分泌的黄体素会抑制大肠蠕动，导致便秘。孕妇也因为子宫扩张，使得肠子受到压迫，造成排便困难。不过因怀孕引起的便秘，通常在分娩以后由于子宫不再受压迫而自然痊愈。

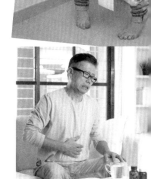

当然，除了女性以外，男性也可能会便秘。年纪大的男性容易因前列腺肥大导致溢尿和尿频。有些人尿频就会不想喝水，水分不够就会使得大便过硬，形成所谓的"嵌塞性便秘"。

• 人群2：老年人

年纪越大，越容易便秘。年纪大的人肠道神经比较不敏感，肛门括约肌的力量比较松弛，或是肠胃道的蠕动比较慢，容易导致便秘。这时若多吃富含纤维素的蔬菜，反而会造成肠胃消化负担，建议根据身体状况，摄取适量的油类来润滑肠道，促进通便，同时也可以让肠子更顺利地吸收养分。

• 人群3：水分摄取不足者

除此之外，水分摄取较少者，会比较容易便秘。因此，若是工作环境缺乏水分的人（例如身在无尘室中的工作者），因为水分吸收得较少，又常必须憋尿、憋便，形成恶性循环，就容易有便秘甚至尿道感染的问题。

• 人群4：副交感神经不活跃者

自律神经，为不受大脑控制的自主神经，它由交感神经与副交感神经组成。人兴奋的情况下会导致交感神经活跃，放松的情绪则会助长副交感神经的活动，两者的关系像跷跷板一样，呈现"当一方活跃，另一方就休息"的消长状态。进食后，肠胃会自动进行消化与吸收，通过副交感神经来刺激肠胃蠕动。若长期交感神经活跃、副交感神经低下，使肠胃功能下降，就会形成便秘。换句话说，只有在放松状态下，让身体顺利切换至副交感神经活跃的模式，肠道才会蠕动。

• 人群5：服用治疗精神疾病药物者

在服用治疗精神疾病的药物（譬如神经系统药物）的情况下，也比较容易形成便秘。我们通过副交感神经刺激肠胃道蠕动，但有些精神性的用药会抑制副交感神经，导致肠胃道没有那么敏感，无法顺畅蠕动，也就容易出现便秘的情况。

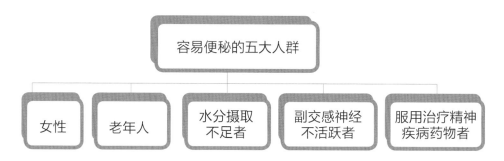

影响排便顺畅度的三大因素

• 影响排便顺畅度的因素1：大便的质地

大便如果水分不够、形状较硬，排便当然就会比较不顺畅。那我们如何判断自己摄取的水分是否足够呢？一般来说，成年人一天大概要喝到2000毫升的水才算足够，但也会因排汗、排水的情况而有所不同。如果依旧搞不清楚一天要喝多少水，可以观察自己的小便，假如小便的颜色清澈、较淡，就表示水分是够的；而如果小便的颜色有一点点黄，就表示水分不够。

此外，粪便的质地和纤维素的摄取也很有关系，因为纤维素能够吸收水分带进肠道，若纤维素不够，喝进再多的水，都难以将水分吸收到肠道里面来，形成的粪便也就会比较硬。

●影响排便顺畅度的因素2：身体的先天结构

排便顺畅与否跟身体结构也有关系。例如有些妇女直肠、阴道之间的直肠阴道膈比较松弛，所以排便也就比较困难。相较之下，男性较少出现这些问题，因为男性的直肠前面是前列腺，是个比较强韧的组织，因此较难形成力矩方面的阻碍。有些妇女排便时，会习惯用双手从肚子的前面往后压，就是因为希望把力矩往下推。我们排便的时候，外括约肌的力矩必须往下，把粪便推出去，而如果女性的直肠阴道膈较松弛，其力矩就有可能往前而不是往下，排起便来就不顺了。

【因骨盆构造差异而造成女性较容易便秘】

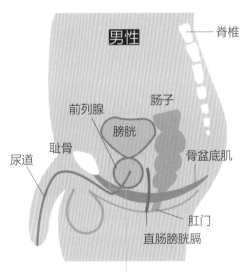

男性因为具有强韧的前列腺，排便较为省力，便秘情形相对比女性少。

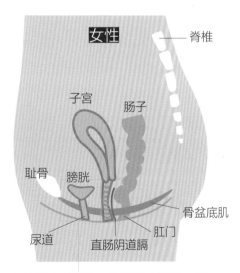

女性没有前列腺，腹部肌力较弱，便秘时，常会以双手按压腹腔。

影响排便顺畅度的因素3：肛门口的伤口

肛门口的情况也会影响到排便。例如有肛裂问题的人，在粪便经过肛门时就会很不舒服，让他潜意识里不敢排便；而有些人肛门处的痔疮很肿，每次排便都会"卡"在那里，让他不知不觉地对排便感到排斥。久不排便的结果就是便秘，便秘会让肛门更疼痛，这么一来，便形成恶性循环了。

医生，我有问题！

 便秘会有后遗症吗？

 其实大便"囤积"在体内并不会造成毒素累积，但一直卡在那里总不是办法，不但会没有食欲，而且如果没有排出来，一些已经代谢出来的尿酸、氨基酸等氨类物质就会留在体内，还可能会被"循环"回去再吸收，这对身体当然是很不健康的。所以，虽然我们不能说便秘就一定会有"后遗症"，但对健康肯定是有害无益的。

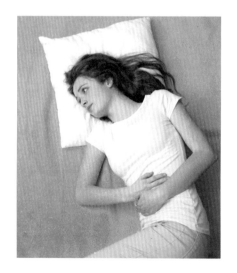

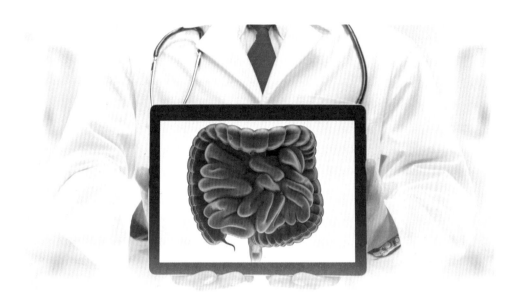

 ## "宿便"是什么？时常便秘就会有宿便吗

宿便是什么呢？近年来，一些从业者或非主流的医疗保健资讯为了推行服务，给出了各种似是而非、未经证实的说法，"宿便"就是其中之一。其实医学上并没有"宿便"这个名词。许多患者误以为肠道里的大便就是"宿便"，但事实上肠道里面本来就会有大便，我们在做大肠镜的检查之前也都必须把病人肠道中的大便清除干净，这都是很正常的。

常有人问：如果消化不良而形成宿便，会累积很多毒素在身体里吗？我会告诉病人，只要排便从一天三次到三天一次都属于正常的范围，更不会有什么"太久没大便就累积了毒素在身体里面"这种事，大便并不是"毒"，而是代谢完的产物。

简而言之，"宿便"一词并不存在于医学中，也未经证实，养成良好的排便习惯才是最基本的养生之道。例如：平时应多喝水、多吃青菜水果、多运动，还可适量摄取益生菌来增加肠内益生菌的数量。当然，若有不适，仍然应该选择就医，经由医生的专业诊断，对症下药。

出门就找厕所，越紧张肠道就越激动：大肠激躁症

什么是大肠激躁症

一般来讲，肠胃道比较敏感的体质就是所谓的"大肠激躁症"（或可称为"肠躁"），患者在临床上的表现通常是"大便次数比较多（一天超过三次），或者是大便比较稀"。不过，在确诊为大肠激躁症前，必须要先排除一些情况。

在门诊的判断中，肠道问题约35%是实质器官性问题，指患者的肠道等器官有发炎、感染、长东西的情形，例如憩室发炎或慢性溃疡性大肠发炎；另外65%则是由生活习惯导致的功能性疾病，和器官发炎、感染并没有关系，便秘和大肠激躁症都属于这一类。但也因为这种疾病和器官病变无关，反而难以根治。

因此，当患者说他感觉"肠胃道蠕动比较快、大便次数比较多"时，医生必须先替他做大肠镜检查，排除慢性大肠溃疡发炎、肠癌、肠套叠等实质器官性问题，之后才能确诊是否为大肠激躁症。

Q&A小百科

你可能听过"大肠急躁症"或是"肠躁症"，这些学术名称都是"大肠激躁症"。虽然有时我们也会说出"肠躁""敏感性的肠子"等习惯用语，像是"我是属于肠躁体质"或"我的肠子比较敏感"，意思都是指大肠激躁症。

大肠激躁症其实没有特定的好发年龄，年轻人或年纪大的人都有可能罹患。临床上来说，年轻人的病例比较多一点。由于年纪大的人已经习惯他的肠胃道了，会觉得这就是他的体质；相对的，年轻人因为没有经验，当大便习惯一改变，可能就以为是大肠直肠癌，最后才发现其实是大肠激躁症。因此，一般门诊就诊的年轻人比老年人多。

为什么会得大肠激躁症

大肠激躁症患者因为体质的关系，肠道很敏感。我们肠子的蠕动通过副交感神经控制，当刺激副交感神经的次数较多时，大便次数也会因此变多。主要的刺激因素有食物方面、心因性方面、外界变化三种。

1.饮食方面的刺激

凉性食物

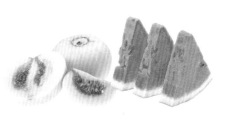

很多东方人都不适合吃冰的、瓜类的食物。举例来说，有些患者吃西瓜、香瓜或小黄瓜等比较容易拉肚子。虽然西医并没有分所谓"凉性食物"或是"热性食物"，但根据临床情形及中医观察，吃绿豆及瓜类等"凉性食物"，确实容易导致排便次数较多、大便较稀。

刺激性食物

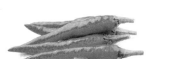

我们常说患有大肠激躁症的病人吃东西的限制很多，太油的东西、炸的东西都不能吃。此外，辛辣的食物、酒类、大蒜或是葱爆的料理也都属于刺激性食物。同时，也不建议肠道不好的人吃太多外卖，因为它们多数都是高温油炸、调味较重、添加大量调味料或比较有刺激性的食物。

乳糖不耐症

何谓"乳糖不耐症"？乳糖不耐症是指因体内缺乏可分解乳糖的酵素——凝乳酶，导致腹胀、腹泻等症状。当我们喝进乳制品时，胃里的凝乳酶必须先把它凝固，我们的胆汁才能将它溶解。但如果凝乳酶不足或是缺乏的话，喝进的乳制品很容易一下子就流到肠胃道，导致没办法消化及吸收，进而导致腹胀与腹泻。因为东方人的胃里比较缺乏凝乳酶，所以发生乳糖不耐症的机率高于西方人。

2.心因性的刺激

有些人一旦碰到考试或工作上的压力，情绪一紧张，腹泻次数就会增加。这种就是心因性的刺激所造成的肠躁，可以借由吃益生菌来改善。市面上益生菌的相关产品种类繁多，从粉末、发泡锭到胶囊、药丸都有。除此之外，我们也可以从味噌、纳豆等发酵产品或是含乳酸菌的食物如酸奶中摄取。

不过，每个人的体质所适合的益生菌并不同，同一种产品，可能有些人吃了可以缓解腹泻症状，有些人吃了反而拉肚子拉得更凶。必须自己多方尝试，找出对身体有帮助的种类，才能真正达到改善体质的效果。

3.外界变化的刺激

天气变化上，有些人因为受冷风或一些刺激性的因素，容易拉肚子。如果属于这种体质，天气秋冬变化的时候，可能就要用暖暖包、毛毯来保护肚子，以免一受到外界刺激就拉肚子。

环境变化上，有些外国人来到中国，因为不适应这边的大肠杆菌，导致腹泻；又或是很多球员到外国比赛，都会带自己的饮用水，因为如果短时间内没有适应当地环境，就会拉肚子，进而影响其体力跟表现。这些例子并不是大肠激躁症，只是因为还没有适应环境。如果在同一个地方待过一段时间后，对当地环境已经适应，却还是容易拉肚子，才能说是大肠激躁症。

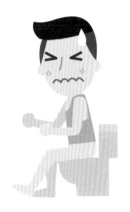

虽然导致大肠激躁症的原因大部分以心因性为主，但饮食和环境变化也会加重这些症状，所以体质属于容易引发大肠激躁症的人，在日常生活中都应避免上述三种刺激因素。

不管顺畅不顺畅，屁股都好痛：痔疮／肛裂／肛门瘘管／肛门脓疡

一般来说，会觉得屁股痛，大部分都是因为肛门流血。以门诊病例来讲，90%造成流血的原因都是痔疮。但除了痔疮，还有其他会导致痛的肛门疾病，如肛裂、肛门脓疡、肛门瘘管，这几种的临床表征都不太一样。

如何分辨自己是不是得了痔疮？痔疮的形成原因是什么

痔疮是现代人常见的问题，当肛门静脉丛肿大，黏膜往外凸出，就会形成痔疮。若痔疮无明显疼痛，不至于影响生活，则无需过度担心；若觉得疼痛不适，就必须就医治疗。痔疮患者在排便时，会流鲜红的血，但情况与血便不同，最好的分辨方法就是用卫生纸擦屁股时，卫生纸上会沾染鲜血的，便是痔

疮。痔疮根据严重程度，可分为四级。

严重程度	级别	痔疮形状
轻→重	第一级	长在肛门口的静脉丛，但不一定有征兆的痔疮，是最普遍、每个人多少都会有的症状
	第二级	大便时，痔疮会掉到肛门外，但因为弹性还没疲乏，所以排完便后，痔疮会自动缩回肛门内
	第三级	排完便后，痔疮无法自行缩回肛门内，需用手或外力推回去
	第四级	肛门口或静脉丛处有疼痛感，会因静脉回流不好或用力出血产生血块

痔疮依肿胀的位置，可分为内痔与外痔，两者分界点为肛门和肠子的交界处，称为齿状线。内痔长在肠子上，属于内胚层，而肠道黏膜上的内脏神经不大敏感，所以患者只会觉得闷闷的而不会感到疼痛，但仍然会流血；外痔则长在肛门口，属于外胚层，是神经敏感的皮肤组织，因此患者会感到疼痛，就是大家常说的"坐立难安"。基本上，临床诊断很少分内外痔，大部分称为混合痔，因为不会只有一个内痔或外痔，大部分都是整个肿起来，造成不适的情况。

痔疮的治疗方式

痔疮的治疗方式分保守疗法与手术治疗法，医生通常会建议先使用保守方式。大部分患者都可在日常生活中做到，例如多吃高纤维食物、多喝水，以预防便秘，并搭配温水坐浴疗法，水温38~40℃，每天1~2次，每次10~15分钟。

若保守治疗到了后期，大便流血次数越来越频繁，症状越来越严重，应立即就医，根据医生的诊断来决定是否需要手术。比较简单的手术是保守的结扎术，利用激光、红外线、热烧、超声波等方式治疗出血点，但痔疮伤口还在；根部切除术属于根治型手术，将患者的内痔、外痔一起拿掉。

容易罹患痔疮的人群

①长期便秘的人。

②长期或经常腹泻的人。

③孕妇。

④久坐或久站的人。

⑤肛门组织松弛的老年人。

给怀孕妈咪的贴心提醒 ▸▸▸

孕妇因为腹中胎儿越来越大，静脉回流越来越不好，雪夜淤积在肛门口，且肠胃蠕动不佳，容易让痔疮越来越严重。生产时，因骨盆腔及腹腔用力，让静脉更加肿胀。产后预防及避免痔疮的方法如下：

1. 多吃蔬果，摄取纤维素。

2. 多喝水，改善便秘。

3. 多运动，不要久坐。

4. 排便后不要擦拭，以温水清洗，且不要用肥皂，清洗完后用卫生纸擦干，保持干燥。

5. 若已经得痔疮，可以用温水坐浴法缓解症状。

如何分辨自己是不是得了肛裂？ 肛裂的形成原因与治疗方法

肛裂也会流血，有时候流血量甚至比痔疮还多。但是肛裂的痛只跟排便有关，平常没有感觉，只有排便时才会痛。严重与否则是依排便后的疼痛持久程度来看，严重的肛裂，可能排便后过了一个早上还在痛；不太严重的肛裂或许排便完就没事了。因此患者就诊时，医生通常会问："屁股痛跟排便有关吗？"如果有，就会再接着问："是排便完就不痛了，还是排完后持续十几分钟，或是过了好几个小时都不舒服？"借此了解病患肛裂的严重程度。

肛裂就是肛门受伤、开裂。大部分人以为造成肛裂的原因是便秘、大便太硬，进而导致肛门受伤，其实并非如此。由便秘引起的疾病大多是痔疮，而肛裂在临床上的例子，则几乎都是拉肚子比较多的病患，所以也可以说大肠激躁症最容易引发肛裂。举例来说，十个急性肛裂的病人，可能其中两个是硬便，剩下八个都是拉肚子。

有肠躁体质的人，可能是因为喝牛奶、喝酒、吃过辣的食物等而拉肚子，导致屁股痛，发生肛裂；此外，如果肛门括约肌张力过紧，也会造成大便次数过多，引发肛裂的症状；或者，有些女性为了减肥而吃泻药，虽然排的都是软便，但屁股还是会疼痛，也是这个原因。

肛裂的治疗方法

外科通常第一个会选择用药物在"肠胃道蠕动的地方"做局部治疗，假如治疗没有效果，就必须再看临床的症状反应：如果患者肛裂的痛会持续好几个小时，严重影响生活作息，我们就会建议他动手术，把裂伤的地方切除掉，再处理部分括约肌使它放松，这样才能完全解决他的问题。因为如果患者括约肌过紧、肛压过高，大便次数就会过多，容易造成二次受伤。此外，我们也会对患者做饮食和生活作息方面的指导和建议。

如何分辨自己是不是得了肛门瘘管或是肛门脓疡？该怎么治疗

肛门受直肠内的细菌感染，发炎肿胀即造成"肛门脓疡"。而"肛门瘘管"则是一条"不正常的皮下管道"，是肛门脓疡自然破裂，或经外科手术引流后所遗留的发炎性皮下通路。所以慢性的肛门脓疡就是肛门瘘管，而肛门瘘管伤口如果封口以后不幸再度发炎，也会变成急性的肛门脓疡。

肛门脓疡和肛门瘘管的症状类似,包含肛门周围疼痛肿胀,肛门周围可见红、肿、热、痛等发炎反应,还可能伴随发热、肛门周围皮肤偶有脓液流出等症状。

肛门脓疡的痛跟排便无太大关系,肛门脓疡的痛是因为伤口发炎,在肛门口形成脓,导致持续的疼痛,而且越来越痛,甚至是随时随地都在痛,如果不引流的话会持续发炎,造成流血。这个痛常伴随一下情形:小便排出不来以及发热、畏寒,有时候还会发炎。

医生,我有问题!

Q 排便时觉得屁股痛,有点流血,可是隔两天就好了,应该立即就医还是可以先自行判断?

A 很多人常问大肠直肠癌的病灶是什么?临床症状是什么?其实人除了痛、流血以外,没有其他症状,所以不太容易从这些临床症状去鉴别。当你的肛门不舒服时,你可能无法判断是肛门的疾病、直肠的疾病还是肠癌,因为直肠癌的临床症状也是肛门流血、不舒服。癌症的症状往往是体重减轻、大便习惯改变,此时症状已经很严重了。通常医生看诊时,会问很多其他方面的问题,如年纪、有没有家族史、有没有伴随的症状、疼痛持续多久了等。所以并非单一情况就可以自行判断,一般还是建议寻求专业的诊断。

相信看过前面介绍的常见肛门疾病后,大家应该可以更清楚地认识这些疾病了吧!当排便感到疼痛时,别忘了还是要寻求专业医生的诊断哦!

小心肠道不健康，难缠病痛找上身：大肠直肠癌／慢性溃疡性大肠发炎／大肠憩室炎

认识大肠直肠癌

　　近年来，随着生活质量不断提升、饮食结构改变，大肠直肠癌的发生率也逐年上升。许多人常问罹患大肠直肠癌的原因是什么，其实到目前为止，不论是大肠直肠癌还是其他癌症，致病因都是未知的。一般分为先天基因问题及后天饮食影响。环境方面，受辐射线照射也是一种诱发因子。以基因问题来说，人的基因来自父亲和母亲，如果其中一条有缺损的话，另一条会表现出来。若两条基因都产生变化，才会发生突变。罹癌原因通常都是由很多环节组成的，以目前研究来看，没有哪个单一的因素会直接导致罹癌。

　　由于大肠直肠癌的致病原因仍不明，所以目前尚未有预防癌症的有力方法，临床医生通常建议民众依据世界卫生组织的报告，养成良好的饮食和生活习惯，自然就能远离疾病。

世界卫生组织五大建议：

一、少吃红肉类。
二、避免烟熏、炭烤、油炸类的食物。
三、多吃青菜水果。
四、维持运动习惯。
五、少抽烟喝酒。

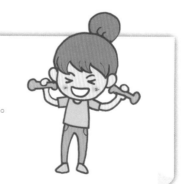

　　根据统计资料，在我国，每年大肠直肠癌的患者比例都在持续增高，大肠直肠癌的比例已经攀升到国人癌症的前三名。仅在台湾，2014年就有大约超过

14900例大肠直肠癌的新增病例，且罹患人数比例也在逐年持续增加，甚至有年轻化的趋势。仔细分析结果，大多都和饮食西化有关。

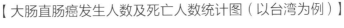

【大肠直肠癌发生人数及死亡人数统计图（以台湾为例）】

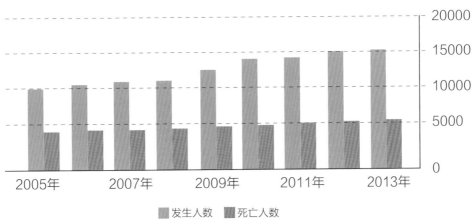

■发生人数 ■死亡人数

到目前为止，医学上无法证明任何和癌症有直接关联的东西，包括人类的DNA研究，经过七八个国家、几十个研究室的努力，才在2003年有突破性的研究结果。随着癌症研究的日新月异，预计在接下来的10~15年间，癌症将不再以手术来解决，而是只要测血液或是细胞，就能知道癌症是否会发生，并预先采取适当的措施防止癌细胞增生。

Q&A小百科

大肠癌和直肠癌应该分开来看吗？

一般来说，我们都直接统称"大肠直肠癌"，不太会将两者拆开来讲。打个比方，忠孝东路分为忠孝东路一段、忠孝东路二段，不论一段或二段，都是忠孝东路，大肠直肠癌也是相同的概念。

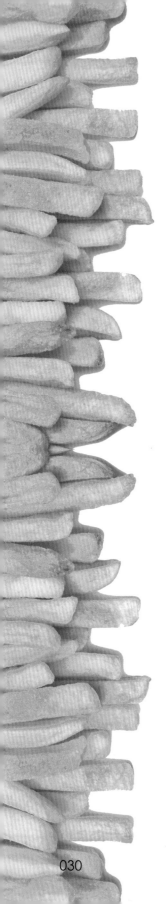

哪些因素容易引发大肠直肠癌

饮食习惯

民间有个普遍的说法，是"吃某些特定食物就会致癌"，例如之前有一个"吃肉松会引起大肠直肠癌"的谣言，弄得人心惶惶，但事实上，我们很难追溯吃肉松和罹癌的关系，也难以精准计算一个人从小到大究竟吃进多少克的肉松会引发癌症，因此并无证据可以直接证明"吃某种食物会导致癌症"这种说法。

虽说如此，但饮食习惯确实和罹患癌症有关。举例而言，医学上并不知道红肉是否是致癌的直接原因，但通过分析红肉中的成分，我们发现了防腐剂、黄曲毒素等容易致癌的物质。此外，高温油炸的食物因富含自由基，吃了也容易令细胞的再生过程变得不稳定，这或许也是"吃肉松会引发大肠直肠癌"的说法来源，因为肉松多半经过高温油炸制成。

有些患者会问医生："我长期吃素，饮食也很清淡，为什么还是患了大肠直肠癌呢？"其实吃素和患癌与否之间的关系，没有一般人想象的那么简单，有很多其他因素需要考虑进去，譬如有的人虽然吃素，却同时又有抽烟、喝酒等习惯；又或者，很多吃全素者的日常饮食并非都是摄取健康新鲜的蔬菜，反而吃进过多的素鸡、素火腿等"添加味精及人工香料、含钠量较高"的加工食品，给身体造成沉重的负担。另外，这世界上真的存在"纯素食主义者"吗？毕竟在当代的大环境之下，我们也很难确认自己吃进去的到底是不是"纯素"。

关于吃素和患癌之间的关联与疑惑，先前美国、英国两大医学权威杂志皆做过相关研究，结果双方提出的结果完全相反，因此很难判断谁对谁错。除此之外，目前英国的剑桥大学正在着手执行一项计划，他们的研究人员到印度调查某一种族，这个种族由于宗教信仰的关系，实行全素饮食政策，因此所有族人一辈子都没吃过荤食。研究人员希望能够通过研究数据了解吃素能否降低患癌机率，而这项研究至今仍在进行当中，或许日后能拿出具有公信力的数据，作为防癌医学参考。

总而言之，体内细胞（譬如人的肠胃道细胞）每天都会剥落与再生，但在再生的过程中，细胞必须维持稳定的状态。如果有不健康的食物或是放射线、辐射线等因素，就会导致细胞在分裂的过程中断裂或是突变，形成癌细胞。因此，想要降低患癌风险不一定要改吃素，只要尽量依照世界卫生组织建议的饮食法则，就是最简单的养生之道。

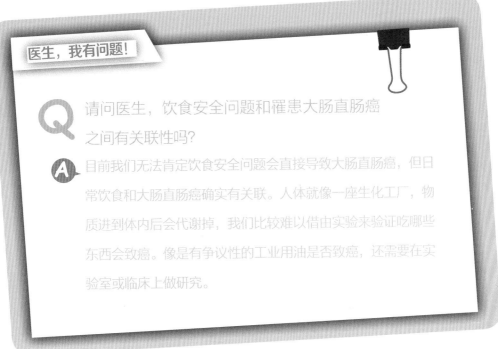

医生，我有问题！

Q 请问医生，饮食安全问题和罹患大肠直肠癌之间有关联性吗？

A 目前我们无法肯定饮食安全问题会直接导致大肠直肠癌，但日常饮食和大肠直肠癌确实有关联。人体就像一座生化工厂，物质进到体内后会代谢掉，我们比较难以借由实验来验证吃哪些东西会致癌。像是有争议性的工业用油是否致癌，还需要在实验室或临床上做研究。

年龄

年龄是罹患大肠直肠癌最主要的因素！根据统计，目前我国大肠直肠癌的好发年龄是62岁，现在还有年龄层下降的趋势，因此我们建议民众超过52岁就要开始做筛检。

社会政策和经济因素对癌症筛检有很大的影响，举例来说，在美国这种发达国家，白人通常社会地位较高，所以有能力重视癌症筛检，因此他们罹患大肠直肠癌的比例也在逐渐下降；但是在黑人族群里，大肠直肠癌的比例仍不断增加，除了因为他们的饮食偏油，也和不重视筛检有关，而不做癌症筛检很可能也是由于缺乏社会保险的缘故。比如，日本早年也曾发现他们的国民罹患胃癌的比例很高，因此日本的厚生省（如今的厚生劳动省，负责执行日本国民的社会福利政策）提供为全民做大肠镜检查的机会。

然而，因为经费问题，目前很多地区还无法给每位民众都提供做免费筛检的机会。过去还没实施筛检政策时，患者发现罹癌的时机大都集中在癌症的第二、第三期，第四期占15%~20%，很少是在第一期就发现的。有些地区向民众推广50~69岁的大肠直肠癌检查后，在一、二期就发现的比例大约提高至25%~30%，二、三期才发现的比例相对地也减少了。

通过大肠直肠癌筛检，大概每500人就可以检测出1位罹癌；相较之下，若是增加一个癌症患者，就会消耗更多的经费，因此实施补助政策，可以提早检测出民众是否会患癌，投资报酬率比较高。

"粪便潜血检查"是最常见的肠癌检查方式。一般正常粪便里的血液是很少的，如果粪便里检验出血红素的成分，可能就是消化道有某部分出了问题，那么医生会建议该患者去做大肠内视镜的检查，或是乙状检查镜、钡剂造影。

大肠镜是将整个大肠仔细检查，准确度很高，但如果有些患者之前曾经历过妇科手术或是腹部手术，肠子容易粘连，不方便做大肠镜的检查，医生就会选择乙状检查镜或钡剂造影。

　　乙状结肠镜与人肠镜的做法类似，医生会由患者肛门口放入内视镜检查，但检查范围只到乙状结肠与降结肠交界处，范围较小。

　　钡剂造影则是将含有钡剂的灰白色显影剂，从肛门用灌肠的方式灌入直肠中，让钡剂附着于肠壁，再用X光检查肠子内　部的情形。检查完毕后，要多喝水，将钡剂排出体外（此时粪便颜色会呈现灰色或白色，属正常现象，不需担心）。

【粪便潜血检查步骤】

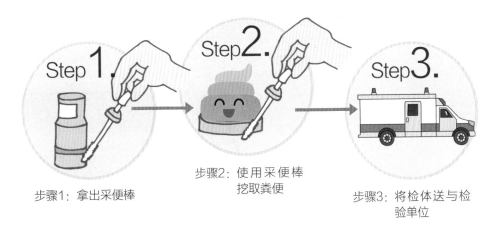

步骤1：拿出采便棒

步骤2：使用采便棒挖取粪便

步骤3：将检体送与检验单位

【粪便潜血检查注意事项】

1.不能采集碰到马桶水的粪便。

2.女性生理期间不宜做粪便潜血筛检，建议于生理期结束后2~3天再取样。

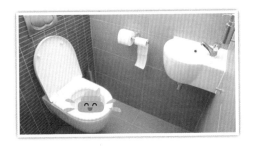

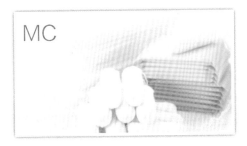

家族病史

除了上述的年龄因素外，家族中三代以内有罹患大肠直肠癌的人要特别注意。通常医生会建议他们提早10岁，也就是40岁就开始做大肠镜的检查。如果没有息肉，5~10年再做第二次检查即可；如果有息肉，切除后3~5年要再做第二次检查。

医生，我有问题！

Q 大肠长有息肉，有可能癌变吗？

A 大肠息肉可经由大肠内视镜检查出来。息肉在医学上有很多种类，分别为增生性息肉、滋生性息肉、癌变性息肉、畸胎性息肉、发炎性息肉。其中真正会产生病变的，只有癌变性息肉。

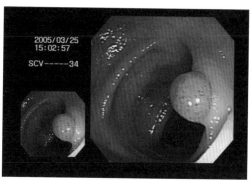

大部分长有息肉的患者都属于最常见的"增生性息肉"，这是一种非肿瘤性息肉，不会变成恶性肿瘤。在所有息肉类型中，只有10%~15%的比例是会产生病变的癌变性息肉，一旦检查出来，医生会先做切片，把息肉切除掉。一个息肉变成肿瘤需要7~10年的时间，经手术切除息肉的患者，术后3~5年必须再做一次检查，避免息肉再生。如果息肉都没有再长，5~10年再做一次检查即可。

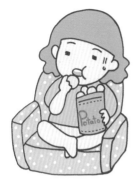

肥胖

肥胖的人不但容易罹患高血压、心血管疾病，罹癌的比例也比较高。根据相关资料，BMI（身体质量指数）大于27的肥胖者，癌症罹患比例比BMI值正常的人高出1倍。

BMI值计算公式 >>>

$$BMI = \frac{体重(kg)}{身高(m)^2}$$

性别

目前男性和女性罹患大肠直肠癌的比例大约是1:1.4，两者患病的机率并没有太大差别，因此不论何种性别，都应该定期去做筛检。

遗传

常有人问："如果夫妻之中，丈夫罹患大肠直肠癌，妻子是不是也会得病？"其实大肠直肠癌并不是一种传染病，也不是病毒感染。举例来说，如果医生在手术过程中受伤，并不会因为感染而得癌症。同样，夫妻也不会因为一个人得癌症，另一个人就一定得癌症。

但遗传并不一样，遗传是在基因上、染色体上的变化，基因有缺损，就可能会传给下一代。所以只要父母其中一人患大肠直肠癌，那么下一代得病的概率就会比一般人高出1.8~2.2倍。除了基因缺损的问题以外，后天饮食、生活作息等因素也会影响基因的稳定性。一般人年轻的时候皮肤不会长疣，或是长色素，但是年纪大的人因为身体修补的功能较差，如果又带有致癌的基因的话，就更容易罹患癌症。

怎么知道自己有没有患大肠直肠癌

大肠直肠癌初期并没有特别明显的征兆,可能会出现血便、便秘、粪便变细、体重减轻,或食欲变差、排便习惯改变等现象。但上述问题都和一般肠胃道疾病有关,很难判断是一般的肠道疾病还是癌症。因为大肠直肠癌初期不易察觉,所以定期的筛检非常重要。此外,也不建议大家在家自我评估,就医判断才是最好的方式。

大肠直肠癌怎么检验

医生在问诊时,会先依据症状,在诊间做指诊。如果发现病人需要更进一步的生理学检查,医生会安排做大肠内视镜检查。若证实是恶性肿瘤,就会安排计算机断层、核磁共振、下消化道摄影等检查,以确认癌细胞是否有转移。

大肠镜检查是非常仔细可靠的检查方式,医生会从肛门口将内视镜放入直肠中,再借由荧幕影像看到大肠内部的状况。常有人害怕大肠镜检查会痛,要求施打麻醉。实施无痛检查是由麻醉科实施静脉注射,让受检查者麻醉后熟睡,医生在这种状况下做内视镜的检查。检查完毕醒来后,在休息室躺20~30分钟,即可回家。

施打麻醉的人,为了安全起见,有以下几点要注意:

1.当天不能开车。

2.不能做重大的决定。

3.结束后最好有家人陪同。

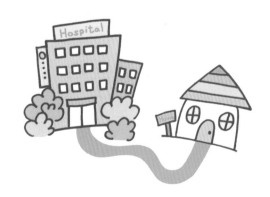

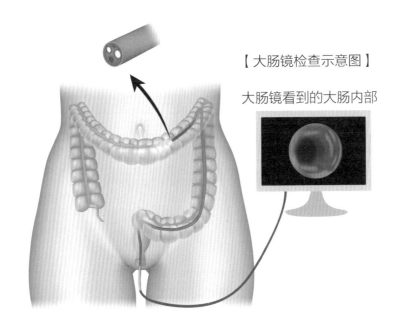

【大肠镜检查示意图】

大肠镜看到的大肠内部

大肠镜检查注意事项

1.检查前一天需要开始低渣饮食。

2.检查前一晚禁食宵夜，保持空腹至检查前。

3.在检查前2~3小时内喝下医院提供的溶液，以使肠道清空。

什么是低渣饮食？　>>>

低渣饮食就是低纤维质的饮食，目的在于尽量减少食物经消化后留下的残渣。采用此种饮食法时，必须避开蔬菜水果等高纤食物，有渣果菜汁、肉块等食物尽量不要吃。

 ## 治疗大肠直肠癌的方式有哪些

经医生检查后，若确定罹患大肠直肠癌，医生就会进一步采取不同的治疗方式。由于大肠和直肠构造不同，治疗方式也完全不同。大肠长度约为1.5米，宽约6.5厘米，为长形管状构造，约呈∩形，占据整个腹腔的周边至骨盆腔后方。直肠则是连结乙状结肠和肛门之间的一段肠道，若肿瘤位于直肠处，就称为直肠癌。

大肠癌和直肠癌的发病及转移位置不同，大肠癌的转移部位60%在肝脏，其次是肺脏，再来是骨盆腔至全身的地方。但是直肠癌最容易发生转移的都是局部的地方及肺脏，所以它们的治疗方式也有所不同。

【大肠直肠癌发生部位示意图】

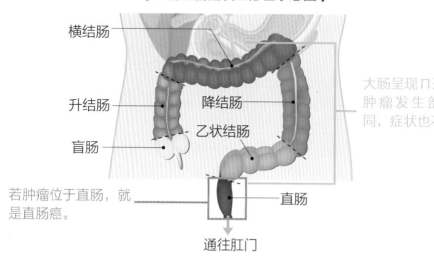

横结肠

升结肠

降结肠

乙状结肠

盲肠

大肠呈现∩形，因肿瘤发生部位不同，症状也不同。

若肿瘤位于直肠，就是直肠癌。

直肠

通往肛门

大肠直肠癌的分期

肠子的表面分成四层，由外至内依次是黏膜层、黏膜下层、肌肉层和浆膜层。

【肠子分层示意图】

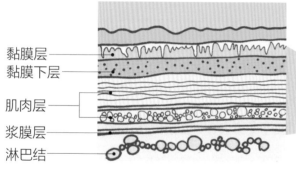

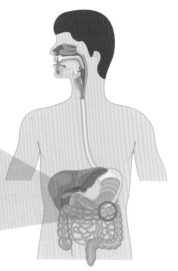

黏膜层

黏膜下层

肌肉层

浆膜层

淋巴结

　　大肠直肠癌分为零期至四期，以T、N、M三项要素来决定病期。T指的是肿瘤的深度，N指的是周边淋巴腺有没有受到侵犯，M指的是有没有远端器官的转移。通过电脑断层呈现的影像，T、N、M三者结合起来，才能判断是第一期、第二期、第三期还是第四期。

　　T：当肿瘤深入黏膜层就是T1，深入到肌肉层就是T2，穿过浆膜层就是
　　　　T3，侵入到周边器官就是T4。

　　N：N0就是在影像上看起来是正常的，也没有淋巴腺受到侵犯；N1是影像
　　　　中可看出1~3颗肿瘤，N2则是大约有4颗肿瘤且淋巴腺受到侵犯；N3
　　　　则是远端淋巴结也被肿瘤侵犯。

　　M：M0指癌细胞没有转移到远端器官；M1则是已经转移到远端器官。

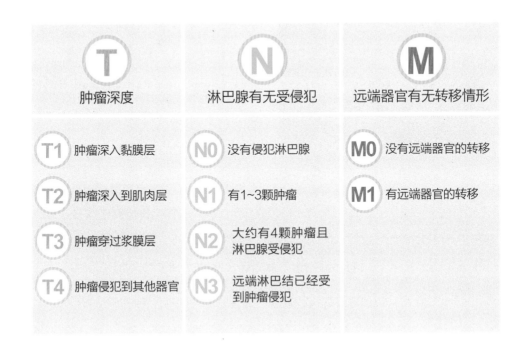

治疗方式

大肠直肠癌的治疗目前仍以手术为主，依据期数及部位，有化学治疗、放射线治疗、标靶治疗和微创手术。

1.化学治疗

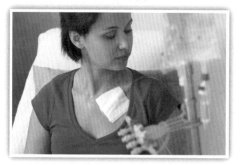

2.放射线治疗

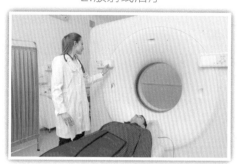

3.标靶治疗

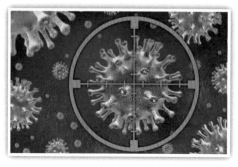

4.微创手术

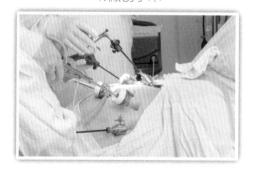

大肠癌一到三期，通常都是以手术为主，手术完后再看它属于病理上的第几期，如果是属于有危险性的二、三期，手术后就再采用化学治疗。直肠癌的疗程则不同，如果是二、三期，医生会在术前先做放射线治疗及化学治疗，手术后再施予一次化学治疗程序。

1.化学治疗

化学治疗即是将化学药剂打进身体，借由药剂来破坏体内癌细胞生长，属于全身性的治疗。因为化学治疗施打的药物主要都是攻击生长快速的细胞，所以也会造成正常的细胞受损。化学治疗常见的副作用是影响骨髓功能，引发恶心呕吐，有些人甚至会掉头发。药剂里的神经毒性也可能造成末梢神经发麻、手足色素沉淀、肢体血管变硬。

2.放射线治疗

放射线治疗是利用高能量的放射线元素，经过高压且带有能量的微离子，作用在组织上面，杀害癌细胞并阻止其生长。放射线治疗属于局部治疗，大多用于手术后摧毁残存的癌细胞，但有时也会运用在直肠癌手术前。

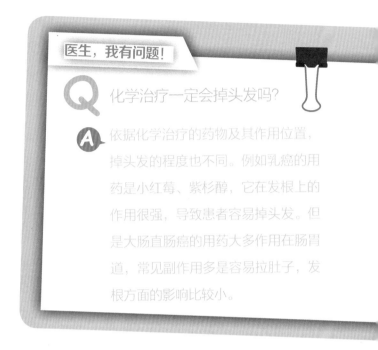

医生，我有问题！

Q 化学治疗一定会掉头发吗？

A 依据化学治疗的药物及其作用位置，掉头发的程度也不同。例如乳癌的用药是小红莓、紫杉醇，它在发根上的作用很强，导致患者容易掉头发。但是大肠直肠癌的用药大多作用在肠胃道，常见副作用多是容易拉肚子，发根方面的影响比较小。

以前的放射线治疗都使用天然元素"钴60"，但鉴于天然的元素越来越少，科学家开始研究其他的治疗方法，发现放射线治疗带出来的电子数也可以制造出能量，只要打在癌细胞上，造成辐射游离，就能让细胞死亡。此外，随着相关研究不断突破，医学界也逐渐发展出能量更高更好的治疗方式，例如螺旋刀、计算机刀等，以癌细胞为中心点，从多角度将放射线打向它，不会让皮肤承受太大的伤害。

越好的放射线治疗，它的能量就越强，而且直接打在细胞上就能够释放能量，也因为如此，它造成的副作用也较低。但是，这种疗法仍难免对身体有负面影响，而且不同于化学治疗（其副作用是"随着治疗结束，药物代谢掉后就不再产生"的），放射线治疗的副作用是终生的，而且因为它最大的影响部位在骨髓，有时甚至会造成骨髓局部纤维化。

3.标靶治疗

所谓的"标靶治疗"，即是利用癌细胞中某些正常细胞缺乏的特殊构造，选择性地瞄准特定癌细胞，使用专一药物，以达到攻击并阻断肿瘤生长的目的。

【化学治疗vs标靶治疗】

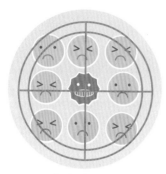

化学治疗

没有针对特定细胞进行攻击，
对所有生长的细胞都有影响

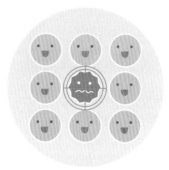

标靶治疗

针对特定癌细胞进
行攻击

目前大肠直肠癌可接受的标靶治疗有两类：血管内皮生长因子(vascular endothelial growth factor, VEGF)的抑制剂和表面细胞生长受体激素(epidermal growth factor receptor, EGFR)的单株抗体。但是，如果患者是KRAS基因突变，那他可能就不适合做标靶治疗。针对KRAS基因突变患者，医生会先看他属于突变型还是延伸型，如果是突变型，标靶治疗的效果就会比较差。

认识KRAS基因检测 ▶▶▶

KRAS基因突变和大肠癌有非常密切的关系，通过KRAS基因检测，能更精确地找出适合患者的标靶药物。虽然标靶药物价格昂贵，但通过基因检测，可以确认最合适的个人用药，避免花大钱却没达到效果和浪费药物资源。

4.微创手术

现今很多手术方式都已经迈向微创手术的领域，大肠直肠癌手术也不例外。微创手术是为了让身体承受的疼痛更少、伤口更小，而以高科技医疗器材辅助透视或做精准动作的手术。相较于传统的手术，微创手术不但清除效果比较好，术后恢复速度更快，疼痛感和出血量也大幅降低。

达芬奇手术机器人微创手术是目前最新、最先进的大肠直肠癌微创手术。近几年来，这项手术系统已被全球许多国家广泛使用。达芬奇手术机器人拥有超高分辨率的3D-HD及10倍光学放大的效果，且机器手臂比人类的手腕更灵活，医生操作机器手臂来动手术，可以避免手部颤抖，进行更精准细腻的动作，补足传统腹腔手术上常见的困难。许多接受过达芬奇手术机器人微创手术的患者对于手术结果都相当满意，这种手术方式不但将手术造成的伤害降到最小，还减轻了腹腔镜手术带来的疼痛感，大大缩短了恢复期，使患者在术后能快速回到正常生活。

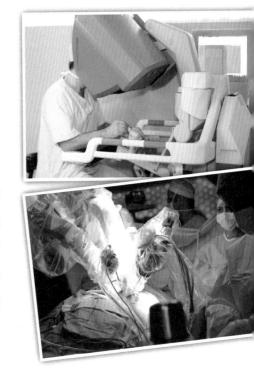

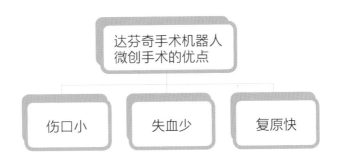

达芬奇手术机器人
微创手术的优点

| 伤口小 | 失血少 | 复原快 |

肠癌手术后的保养

手术后两年内，癌症都有可能再复发，所以患者必须定期回诊追踪。一般来说，术后每隔3个月要查验一次肿瘤指数，半年后再进行胸部X光片和超声波检查，9个月后必须再验一次肿瘤指数，等到满一年时，就要做彻底的大肠镜、核磁共振、计算机断层、胸部X光片等检查，确认癌细胞没有再增生。

许多人以为手术后身体已经完全复原，就开始大吃大喝，没有节制，像是逢年过节时，大肠直肠外科急诊大约有70%的患者都是肠粘连。基本上，我们还是鼓励患者要少量多餐。肠子就像水管一样，当它下面不通时，吃进再多东西都会塞住。水管是静态的，身体则是动态的，所以当肠子不通的时候，可能还会扭转，导致需要急性手术的情况发生。所以通常医生会提醒术后患者，吃饭时若觉得肚子胀胀的就不要再进食，待肠子排气顺畅以后再慢慢恢复正常饮食。

手术后，家属要如何照顾患者呢？首先，会建议家属留意患者的身心，因为抗癌的路很辛苦，不只患者受苦，家属也很辛苦。饮食方面，家属不可以给患者吃太补的东西，很多人会买如燕窝、鱼翅类的东西给患者，其实这些都不太适合。正常人一餐的饮食摄取量是50%~60%的淀粉类，20%的蛋白质类，10%~15%的脂肪类。但是手术后的患者应该要把淀粉类的东西降低到40%，一餐中不要吃太多饭、面等主食，再将富含蛋白质的食物如鱼肉、蛋类等增加到30%~40%，才能够修补细胞缺损的地方，脂肪类还是维持10%~15%的比例。

得了直肠癌就一定要装人工肛门吗

许多直肠癌患者常会询问："手术后，肛门是否能保留住？"这个答案通常取决于医生的技术，因为骨盆腔很深、位置很低，动刀困难度较高。在传统手术中，若患者的肿瘤距离肛门小于6厘米，所有医生都会把肛门拿掉。随着微创手术技术的不断进步，目前有些医院具有相关资源与技术，医生可以借由达芬奇手术机器人进行微创手术，把距离肛门3厘米的肿瘤拿掉，并保留自体肛门。

根据我的临床经验，目前我碰到的十分之一的患者，一听到切除肛门，都会非常抗拒，甚至不愿意开刀。肛门对一个人相当重要，切除肛门的患者必须要做终身照护，台湾对肛门切除者的

定义是残障，可以领到重大伤病给付。但大部分的人宁愿用残缺的肛门，也不要用永久照护，因为没有人愿意一辈子带着粪袋，这不但会影响患者的社交生活，甚至连性生活都会受到影响，对患者身心都是很大的负担。这就是为什么只要技术许可，医生都会想尽办法让患者保留住肛门。

保留肛门还有另外一个目的，就是在于"保留外括约肌"。从骨盆腔底部的肌肉到肛门口的肌肉称为外括约肌，是可以控制排便的肌肉；内括约肌则属于自主神经控制的肌肉，有维持直肠张力的功能。

认识人工肛门 >>>

人工肛门因为没有内括约肌的感觉神经，因此无法自行控制排便，粪便会不自主地流出。且装设人工肛门者因为吊着粪袋，外出比较不便。目前有些公厕开始装设"人工肛门专用厕所"，让装有人工肛门的患者在外如厕更方便。

人工肛门专用厕所标志

【人工肛门示意图】

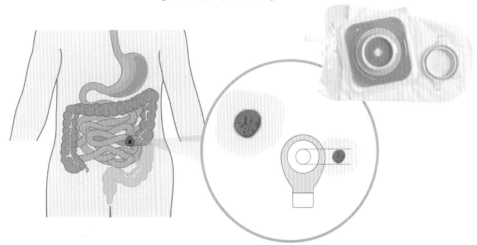

直肠癌患者手术结束后，内括约肌会被拿掉，无法维持直肠张力，需靠外括约肌来维持肛门的活动，但外括约肌的力量无法维持太久，于是就会产生渗便、便频或是大便解不干净等情形。

因此，直肠癌手术结束后，患者需要接受一段长期的肛门训练，包括训练外括约肌、电刺激、生理反馈、凯格尔运动等，以增加肛门外括约肌的力量。根据临床经验，经过复健训练后，患者的排便次数都能减少很多，从一天十几次降到一天7~8次。60%~80%的患者也能经过训练改善渗便现象。

【 直肠癌切除及人工肛门造口示意图 】

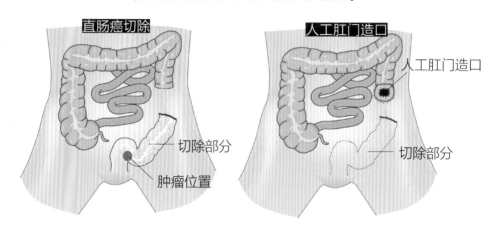

什么是慢性溃疡性大肠炎？什么又是大肠憩室炎

慢性溃疡性大肠炎

慢性溃疡性大肠炎的病灶大多在大肠与小肠交接处，位于附近的直肠也因此常受到侵犯。患者的肠子发炎浸润大多在黏膜层，较少会侵犯到黏膜下层。如果一直拖延不就医，伤口持续发炎，就会造成肠壁纤维化。

目前医学上对于发炎性肠道疾病的病因还不是十分清楚，大多认为与肠道内细菌、免疫系统及遗传因子有关，因为这些因子长期的不平衡，患者的免疫系统会攻击肠黏膜造成溃疡，进而造成肠道发炎。刚发病时，单从症状来看，很多人常把它和肠胃炎搞混，因此，直接就医，让医生通过内视镜来鉴别，才是最好的做法。

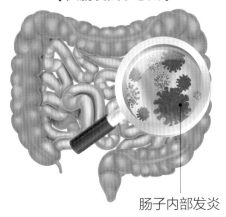

【大肠发炎示意图】

肠子内部发炎

每个人的体质不同，有些人有肠躁、便秘的体质，前面提过，这属于功能性的疾病，无法治愈，只能通过调整生活习惯来改善。但慢性溃疡性大肠发炎不同，它是可以治疗的。当发炎性肠道疾病发作时，患者应避免食用纤维过粗的食物，如竹笋和芹菜，以免伤到黏膜，加剧不适症状。

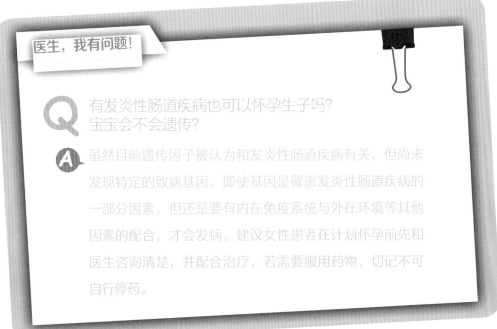

医生，我有问题！

Q 有发炎性肠道疾病也可以怀孕生子吗？
宝宝会不会遗传？

A 虽然目前遗传因子被认为和发炎性肠道疾病有关，但尚未发现特定的致病基因。即使基因是罹患发炎性肠道疾病的一部分因素，但还是要有内在免疫系统与外在环境等其他因素的配合，才会发病。建议女性患者在计划怀孕前先和医生咨询清楚，并配合治疗，若需要服用药物，切记不可自行停药。

大肠憩室炎

　　"憩室"是什么呢？前面解释过，肠子的构造共分四层，黏膜层、黏膜下层、肌肉层、浆膜层，在血管从黏膜下层钻进黏膜层的时候，身体比较薄弱的地方会形成一个凹洞，大肠表层则会凸出形成如囊状的结构，这就是憩。憩室是后天随时间累积形成的构造，当肠子不断蠕动时，肠子里就会充满负压，慢慢形成憩室，就像轮胎打气有时会凸出一块一样。大肠憩室随着年龄增加，发生机率也逐渐提高。一般来说，30岁以上的人70%都有憩室，一旦有憩室出血或发炎的症状出现，尤其是老年患者，一定要尽早就医，以免延误病情。以憩室在大肠里的位置来说，东方人多在右侧形成大肠憩室，西方人则多在左侧形成大肠憩室，这主要与人种有关。

【 憩室的构造示意图 】

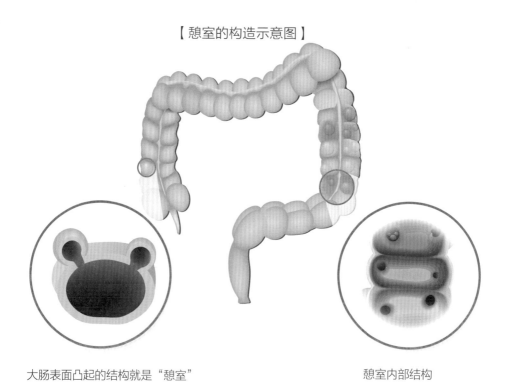

大肠表面凸起的结构就是"憩室"　　　　　　　　　　憩室内部结构

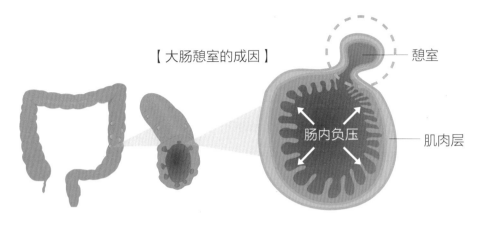

【大肠憩室的成因】

憩室

肠内负压

肌肉层

当肠内充满负压，就会形成憩室

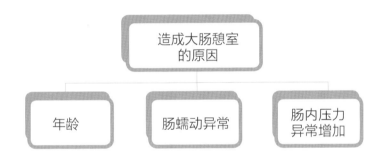

造成大肠憩室
的原因

| 年龄 | 肠蠕动异常 | 肠内压力
异常增加 |

大肠憩室炎的症状

大部分大肠憩室炎的病人平时并无明显症状，偶尔可能会有腹痛、腹胀、过度排气或者排便习惯不规律的症状。由于某些症状如大便粗细的改变，可能不容易与大肠癌或是肠躁症做鉴别诊断，因此要交给专业医生检查。

大肠憩室炎的治疗

憩室发炎一般都是采用内科治疗，不需开刀。但如果是急性憩室炎，有脓肠产生或是已经造成穿孔，就必须考虑采用外科引流或者是切除来治疗。

对于有憩室的人，建议注意几点：

1.要养成良好的排便习惯。

2.千万不要吃有籽的食物，如西瓜或番石榴，吃进去容易塞在憩室里，造成发炎。

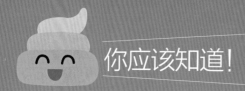

就诊前，先准备这些问题

▼

　　在肛门直肠外科，医生通常会从几个方面去询问病患以了解病因。所以进诊室前，可以先想一下这些问题的答案，以免进了诊室手忙脚乱、大脑一片空白，症状没讲清楚反而延误治疗的话可不妙！

Q1 为什么要来求诊？

□ 肛门痛

□ 肛门流血

□ 肛门摸到异物

□ 肛门摸到一个凸出来的东西

□ 发热

□ 其他：＿＿＿＿＿＿＿＿＿＿＿

Q2 目前的排便情况如何？

1.疼痛	2.流血
□ 持续痛	□排便时才流血
□ 短暂痛	□平常就会流血
□ 每天都在痛	□有血块
	□血色鲜红
	□血色暗红

Q3 平常大便的性质如何？
- ☐ 软便
- ☐ 硬便
- ☐ 糊便
- ☐ 便秘

Q4 是否有家族病史？
- ☐ 无
- ☐ 有

Q5 患者本身有没有其他疾病？
- ☐ 无
- ☐ 心脏病
- ☐ 糖尿病
- ☐ 其他：_____

Q6 有没有服用精神方面或神经方面的药物？
- ☐ 无
- ☐ 有，用药名称：_____

Q7 是否对某种药物过敏？
- ☐ 无
- ☐ 有，用药名称：_____

根据以上问题的答案，医生才有办法做初步的鉴别诊断，评估患者的病情。

3

便便排不出？

吃、喝、养、动，
肠顺畅，好轻松

良好的饮食习惯，减轻肠道负担

 找出适合自己肠胃消化的饮食组合

每种食物的特性不一样，在胃里停留的时间也会不一样，停留最短的是糖类、淀粉类，其次是蛋白质，停留最久的是脂肪。假设一餐里都吃淀粉类的东西，可以推断胃排空的速度比较快，如果只吃油脂类的食物，则可推断消化的时间比较久，可能超过五六个小时还没有排空。

一些本身消化功能比较弱的人，不要让肠胃的负担太重。针对这类体质的人，建议在同一餐里选择容易消化的同质性食物，同时避开造成肠胃负担的饮食。

对消化功能正常的人来说，建议采取复合式的饮食，所有性质的食物都要摄取，因为复合式的饮食能拉长食物在肠道里面滞留、消化、吸收的时间，这样才会有饱足感，不会很快就觉得饿。

细嚼慢咽助消化

不论本身肠胃好不好，吃饭一定要慢慢咀嚼才不会消化不良，造成肠道负担。食物从入口，一路到胃和肠子的过程中，每个关卡都各有不同功能。第一道关卡是口腔，当我们咀嚼时，会分泌唾液，唾液里有唾液淀粉酶，可以分解

【同质VS复合饮食的适合族群】

	同质性饮食	复合式饮食
适用人群	消化功能较弱者	消化功能正常者
目的	减轻肠道负担	增加饱腹感

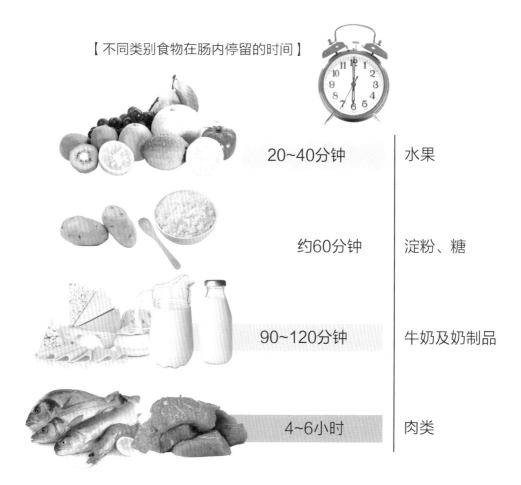

【不同类别食物在肠内停留的时间】

20~40分钟	水果
约60分钟	淀粉、糖
90~120分钟	牛奶及奶制品
4~6小时	肉类

淀粉，若没有仔细咀嚼，未让食物在口腔停留，唾液无法发挥功能，食物便难以消化。第二道关卡是胃，如果食物没有在胃里多作停留，直接进到肠子，就会造成肠子的负担。

有些人习惯吃饭时大口扒食、狂饮，甚至边咀嚼边讲话，但正确的吃饭习惯应该是闭口咀嚼、缓慢吞咽，以免胃酸分泌过盛而刺激贲门打开，引发胃食道逆流。

除了"细嚼慢咽"以外，采用"干湿分离"的饮食法也是保护肠胃的好方式。"干湿分离法"就是吃饭时只选择固体或液体中的一种食物形态来进食。

因为若是在吃固态食物的同时又灌入液态的汤汤水水，胃里的食物就会吸水膨胀，促进胃酸大量分泌甚至逆流而上，导致食管出血、溃疡。综上所述，最好的喝汤时机其实是在用餐完毕、间隔约2小时以后；而用餐时，因为我们吃的大多是固体，此时应尽量不要喝汤，即使是汤面、火锅等食物，也最好把汤放到最后再喝。

另外，牙口不好的老人，或是没有咀嚼能力的人，常会饮用打成汁或煮成糊状的食物，因此许多人误以为食物只要打成汁以后，就不需要咀嚼。但这其实是错误的！就算食物已经呈现液状，还是应该细嚼慢咽，以刺激唾液分泌。至于液体的咀嚼方式，其实就像漱口一样，目的只是为了增加食物在口腔内的停留时间，让唾液可以和食物混和并做初步的分解程序，以免食物进入胃部后造成消化不良。

喝茶会影响肠胃吸收吗

有些人也会担心喝茶或喝水会对人体肠胃吸收能力产生影响，基本上，不论喝水、茶或咖啡，只要是喝液体性的东西，就一定会稀释胃酸，进而影响到消化吸收。胃酸是人的胃液中很重要的成分，肠胃必须要有一个酸性的环境，吃进来的肉类、蛋白质才能被消化吸收。如果不在酸性环境下，胃蛋白酶就没有活性，消化就会受影响。

但其实饭前喝少量的水一般不会有影响，喝大量水分，比方说500毫升，才会稀释胃液的浓度，再空腹进食才会对胃有影响。

茶叶中的茶碱、鞣酸都属于多酚类，是对人体有益的东西，也是抗氧化的物质，不过，一旦茶喝多了，茶碱、鞣酸这两种成分会造成蛋白质变性，抑制胃液的分泌，导致消化不良。适当的变性是容易消化的，过度的变性则是不容易消化的。所以一般还是建议茶和蛋白质两者不要同时食用，对肠胃会比较好。

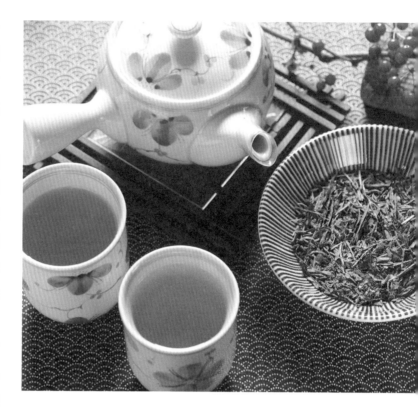

而茶对蛋白质的影响，也和喝茶的浓度有关，通常泡比较浓的茶时，因为泡的时间较久，所以茶碱的浓度较高。同样，当你喝好几泡的时候，茶碱的浓度也会较高，影响到蛋白质变性的程度，让消化吸收变差。也就是说，如果喝茶只是稍品即止，并不会影响到对任何食物的消化吸收；如果是从饭前就一直喝，且不停冲泡，便会影响到对蛋白质的吸收。

网络上也有许多文章提出"喝过量的茶容易造成贫血"这种说法。其实喝茶不是造成贫血的直接原因，而是因为富含蛋白质、铁质的肉类食物在与茶一起食用时，会和茶碱成分键结，导致铁质不容易被身体吸收，于是身体在达不到预期该吸收的铁质后，间接产生了贫血症状。

总之，若是平常喜爱喝茶但消化又不是非常好，那么就应该注意：

1.茶水会冲淡胃酸，喝茶过多会让消化变差。

2.茶中的茶碱成分会导致蛋白质变性，亦会影响消化。

3.茶中的茶碱成分与铁质结合，会降低人体对铁的吸收。

Q&A小百科

喝茶的时机

许多人吃饭都有佐茶的习惯，但在吃饭的前、中、后段喝茶，会对消化有不同的影响吗？其实，饭前喝茶会冲淡胃酸，吃进的食物就不容易被消化吸收；饭后喝茶也是如此，食物还在胃里面，再把茶喝进肠胃，一样会不容易消化吸收。所以一般来说，还是建议把喝茶和吃饭的时间拉开一些，避免让茶碱、鞣酸和蛋白质、铁质碰到，并确保每一餐都已经顺利消化了再喝茶。

食物一般在胃里停留4~5个小时，而人一天必须要吃三餐，所以假设早上10点吃早餐，中午12点就吃午餐，中间只隔2个小时，表示早餐还在胃里面，这是不正常的。应该是将前一餐排空后，才能再吃第二餐。所以建议日常作息要正常，才能让每餐的进食时间间隔4~6个小时。而喝茶最好的时机应尽量安排在饭后2个小时，介于两餐之间。

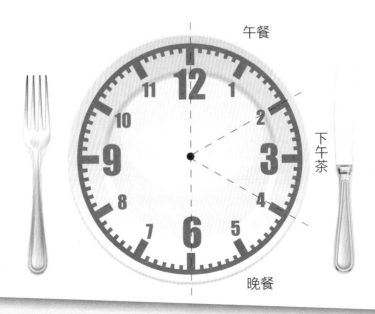

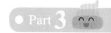

怎么吃水果对肠胃最好

　　水果富含维生素、膳食纤维及矿物质，是很好的食物。根据"每日饮食指南"，依个人活动量多少与所需的热量不同，每人每日可摄取2~4份水果（1份水果约为自己的拳头大小）。但是，吃水果时，千万不可忽略水果的热量，尤其是糖尿病患者。因为水果的热量来自果糖，不少水果的热量都不低，吃太多反而会增加身体的负担。

　　这时，许多人就会问："水果应该一次吃一种就好，还是一次吃很多种不同的也没关系？"一般来说，一次将三四种水果混在一起吃没有什么问题。不过肠胃功能不佳的人，例如本身有胃食道逆流、胃溃疡，或是胃酸分泌过多的人，选择水果的时候，建议不要把太酸和太甜的水果放在一起吃。因为酸和甜两种因素同时进到胃里，会使胃酸分泌过多，让胃更不舒服。

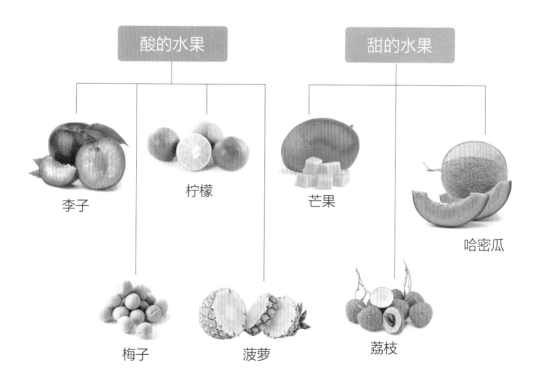

酸的水果　　　　　甜的水果

李子　　柠檬　　芒果　　哈密瓜

梅子　　菠萝　　荔枝

吃水果的时机

吃水果的时机应该选择餐前还是餐后呢？网络上许多人说应该在饭后吃水果，理由是如果先吃饭菜，再吃水果，胃会消化先吃进的食物，再消化水果，避免水果在胃里发酸腐败的情形。但其实那只是民间流传的说法，就人体构造来说，我们的胃就像搅拌器一样不断地搅拌，不论饭前或饭后吃水果，食物都会搅拌在一起，不会因为进食顺序产生影响。

吃水果的最佳时机是两餐之间，主要是不希望我们在一个餐次中，让食物把胃的体积撑得太大。比方说一餐吃了菜、吃了肉、喝了汤，还吃了一份水果，胃就会被撑得很大，食物停留在胃里的时间也会变长，对胃反而是个负担。如果将吃水果的时间和正餐隔开，让前面吃进的部分食物先排空，就不会撑大胃容量，避免养成吃很多才有饱腹感的坏习惯。另外，相信许多人都喜欢将甜点作为下午茶，餐与餐之间吃水果的好处，就是在下午产生饥饿感时，用水果取代精制糕点，不但可以果腹止饥，也比较健康。

吃这些水果要注意

1.柿子

"食物相克表"上记载螃蟹和柿饼不能一起吃。这是因为螃蟹和柿子正好是同产季的食物，古人的医疗不发达，于是就通过亲身经历，把发现不宜并食的食物记录下来。然而，古代的观念不具有充分的科学依据，食物并不相克已经过现代实验验证。但可以确定的是，柿子会对肠胃造成很大的负担，且吃太多易造成消化不良，因此吃的时候要特别注意。

2.奇异果

许多人常说奇异果皮富含纤维，营养价值很高，可以和果肉一起吃。话虽如此，但果皮的毛是造成过敏的关键，因此不是每个人都适合吃皮。奇异果中的蛋白成分容易引发敏感体质的人全身发痒、皮肤起红疹、嘴巴发肿、呼吸困难，甚至过敏性休克。根据国外统计调查，将近75%的5岁以下幼儿第一次吃奇异果会有轻重不同的过敏反应。因此，父母在喂孩子吃奇异果时，要特别注意。另外，不只奇异果皮，芒果皮也含有"漆酚"，是常见的过敏原。

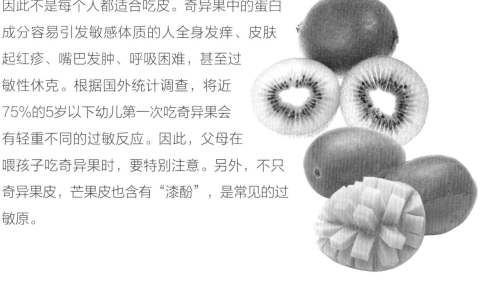

Q&A小百科

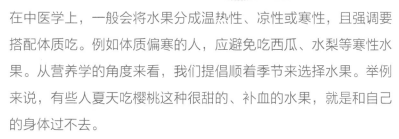

水果的选择

在中医学上，一般会将水果分成温热性、凉性或寒性，且强调要搭配体质吃。例如体质偏寒的人，应避免吃西瓜、水梨等寒性水果。从营养学的角度来看，我们提倡顺着季节来选择水果。举例来说，有些人夏天吃樱桃这种很甜的、补血的水果，就是和自己的身体过不去。

一般来说，夏天出产的水果比较凉，冬天出产的多半是温热性水果，只要跟着季节走，挑选当季的食物，就不会有问题。

肠胃不好，能不能吃豆类

相信很多人都有"吃豆类会胀气"的困扰，造成胀气的原因并不是因为将富含蛋白质的豆类和米饭等淀粉一起食用，而是在于构成豆类种皮（种子的表层，用来保护种胚，并在种子萌芽时吸收水分）的成分之一"五碳糖"。

一般来说，淀粉由六碳糖组成，红豆、黄豆的种皮则是由五碳糖所构成的。五碳糖是我们的消化酵素不容易消化的东西，所以肠道里面的细菌会利用五碳糖发酵，最终导致胀气。

不过，因为体质不同，所以五碳糖并不会让每个人都胀气。一般人如果本身肠道益生菌的种类是丰富的，好菌也比较多，肠胃就不会去利用五碳糖发酵，种皮也就容易变成粪便排出体外；而肠道功能比较不好的人，坏菌会较多，与五碳糖发酵结合后，就会出现胀气的现象。

这也就是为什么肠胃功能不好的人吃到豆皮会感到不舒服。通常在临床上碰到肠胃功能不佳、胃食道逆流、胃溃疡的病患，我们会建议少吃易产生胀气的食物，或是每次少量且慢慢进食。

黄豆好处多，即便不多吃，也该偶尔补充

虽说豆类可能会使人产生胀气状况，但由于黄豆同时也可以保护肠道，富含优质蛋白质，是非常好的食物，它的种皮拥有的膳食纤维很高，不但可以促进肠道蠕动，还可以帮助排便，将消化后的产物排出体外，相当于具有清肠胃的作用，所以还是建议可以在适量的范围内食用。另一方面，因为黄豆含有很多植物生化素，植物生化素本身对人体有较大益处，可增强免疫力，再加上黄豆的蛋白质又含有钙质，营养价值不可小觑。

【黄豆营养成分】

成分	功能
皂苷	一种抗氧化物质，可以抑制自由基，国外学者发现其在特定条件下对癌细胞的抑制有不错的效果
大豆蛋白	一种低脂的植物性蛋白，有足够且完整的氨基酸，却不含胆固醇
大豆卵磷脂	可预防动脉硬化、高血压等心血管疾病，能帮助排泄毒素、促进细胞活化、延缓老化，以及帮助脂溶性维生素吸收等
大豆纤维	一种能帮助消化的膳食纤维，可让人产生饱腹感，并降低血糖值、血清胆固醇及血脂

哪些人
不适合吃黄豆

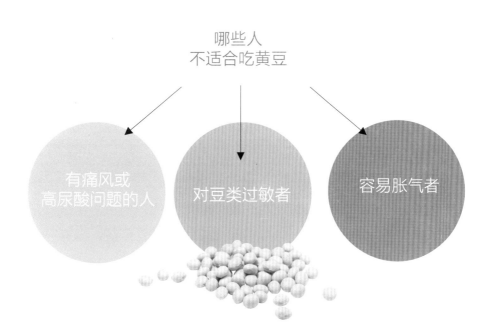

有痛风或
高尿酸问题的人

对豆类过敏者

容易胀气者

哪些吃法最正确？专业营养师破解流言

流言一

> 网络上有文章说，人体经过一夜代谢后会呈酸性，早上起来应该多吃一点碱性的食物来中和酸性，如麦片。

这个说法其实并不正确，第一，人体的pH值基本上都维持在7.4左右，绝对不会大起大落、忽高忽低，或是睡一觉起来身体就变酸。第二，麦片并不是碱性食物，它其实是酸性食物。

只要是豆类、肉类、谷类，磷酸就比较高，因此代谢出来的东西就会偏酸。真正偏碱性的食物只有蔬菜和水果，也因为蔬菜和水果的磷酸比较少，当钙、铁、钾等阳离子比较多的时候，身体就会稍稍偏碱性一点。所以想要早上起来吃碱性食物的人，应该多吃蔬菜水果，而不是吃麦片。

流言二

> 民间流传吃生马铃薯汁可以防癌，这是真的吗？

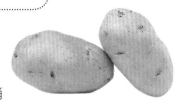

其实这是毫无根据的说法，所有的淀粉类食材最好都煮熟食用，否则人体无法直接消化。举例来说，一般人并不会吃生米，因为人体不可能消化那些淀粉颗粒；同样，马铃薯汁搅出来的淀粉是生的，所以也会给身体造成负担。

此外，地瓜、芋头、山药等根茎类也都不适合生吃。有些人会吃生的山药泥，因为他们相信生的山药能帮助清理肠道，但肠胃不好的人就消化不了，淀粉若未加水煮熟糊化，就无法分解，导致肠胃难以消化。如果吃熟山药，淀粉

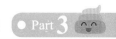

颗粒已经糊化，就不会产生消化不良的问题。

另一方面，生香蕉含有一种还没有熟化的淀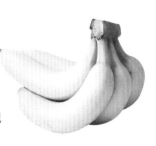粉，称做"抗性淀粉"。熟化的香蕉本身糖分很高，容易被人体消化吸收。含抗性淀粉的生香蕉不好消化，所以就有人利用其相对热量低，而且吃了有饱腹感的特性减重。

抗性淀粉的食物也常被用在糖尿病患者身上，因为他们如果吃很多糖分高的东西，血糖就会上升。所以一般建议糖尿病患者可以吃一点还没有熟化的食物，或是煮得没那么熟的淀粉颗粒，这样消化吸收变慢，血糖就不会跑那么快。总而言之，选择食物主要还是看体质和目的是什么：如果要帮助消化，就吃成熟的香蕉或煮熟的淀粉；如果要抑制消化，就吃抗性淀粉。

这样吃：六大类促进肠道健康食物，多吃就顺畅

 ## 发酵食品助消化：味噌、乳酪

酵素有很多种，除了市面上常见的粉状酵素或锭状酵素外，我们也可以从天然食物中取得。只要食物里含有糖类，菌种就会利用食物本身的糖类来发酵，时间长了，就成了天然的发酵食品。例如：酒和醋都是发酵后的产物，醋经过有氧发酵的程序制成，酒则是通过无氧发酵制成。

发酵过程中，食物里面的淀粉和菌结合后，就会从

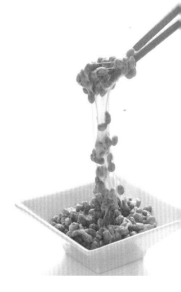

大分子变成小分子。例如黄豆被做成味噌，就是因为黄豆蛋白先和纳豆菌结合，再被分解生成酞或氨基酸。

发酵食物通常在制作时，都要密封隔绝外在空气，利用食物本身的营养素来让它发酵。举例来说，在奶酪制作、成熟的过程中，我们会控制好空气质量、温度、湿度，使其产生乳酸菌，并避免其感染坏菌。

隔绝空气的方法，除了用高科技之外，最传统的方法就是加入大量的盐或糖来腌渍，咸菜或蜜饯就是采用这种做法。但是，一旦加入大量的盐或糖，就无法脱离高钠或是高糖的危险。如果吃多了，就如同将很多的钠离子和单糖吃进身体里，这一点也要十分注意。

发酵的食物比较好消化，是因为菌种已经帮忙将食物做了初步分解，当我们再吃进这些食物的时候，这些营养就会更容易被消化吸收。此外，吃酵素的确有助于改善肠胃功能。因为酵素是有活性的，假如吃进的酵素可以通过胃酸的话，进到肠道确实可以帮助消化。但也有些情况是，某些酵素因为不耐强酸，没办法通过胃酸，也就不能发挥其功效了。

蜂蜜清肠解便秘

蜂蜜和砂糖一样是葡萄糖和果糖，但蜂蜜和糖的区别在于，蜂蜜是纯天然的，且蜂蜜含有矿物质和维生素，营养价值比一般的白糖好，不但可以促进我们的胃酸分泌，还可以促进肠道蠕动，缩短排便的时间，具有润肠的功效。从中医的角度来看，蜂蜜属于性凉的糖类，有清热效果，和黑糖的属性相反。黑糖是温补食材，体质虚寒的人可以多补充。

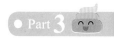

另外，需要注意的是，尽量不要给1岁以下的小孩吃蜂蜜。蜂蜜是从蜂巢上取下来的，可能会带有一些孢子或肉毒杆菌。大人吃孢子类的东西没太大关系，因为大人的胃酸较强，很容易就能把肉毒杆菌杀掉，但是小孩的胃酸不够强，吃进孢子很容易导致腹泻及肠胃炎。

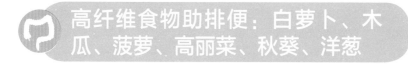

高纤维食物助排便：白萝卜、木瓜、菠萝、高丽菜、秋葵、洋葱

白萝卜、木瓜、菠萝、高丽菜、秋葵、洋葱都是膳食纤维高的食物，可以促进肠道蠕动。此外，它们也富含植物生化素，可以帮助清除有毒素的物质，让毒素的代谢更快，以下将逐一介绍。

白萝卜

白萝卜有3个特性，第一是针对淀粉，它有丰富的消化酵素。举例来说，日本人吃油炸食物习惯配萝卜泥，就是利用白萝卜的消化酵素来减轻油炸食物里淀粉过多的弊端。但必须是生萝卜磨成的泥，因为消化酵素会随烹煮而消失。第二是它含有很高的萝卜硫素，这个元素本身是排毒性、抗氧性很强的化合物，所以白萝卜不仅在防癌，甚至在预防心血管疾病、血管老化、动脉硬化等方面都有不错的功效，而且即使是煮熟的萝卜也仍能获取萝卜硫素；第三是它有很多水分和膳食纤维，可以促进排便且抗老化。

简单来说，生的白萝卜可以促进消化，熟的白萝卜可以帮助排便，大家可根据体质来选择食用。

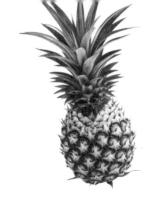
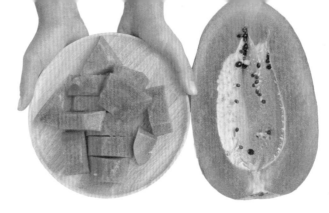

木瓜、菠萝

木瓜本身的酵素可以缓解消化不良，如同萝卜酵素一样，菠萝也是同样的道理，都是在利用生物本身的酵素帮助我们提高对食物的消化功能。

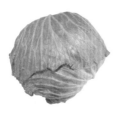

高丽菜

高丽菜含有维生素U，可以治疗胃溃疡，而且本身没有太粗的纤维质，不会产气，对肠胃功能不好或胃酸分泌不良的人有益。

秋葵

秋葵最大的特点是可以保护肠胃黏膜。胃溃疡、胃发炎、十二指肠溃疡病人或胃有伤口的人吃秋葵，附着在胃壁的黏液可以避免胃酸刺激伤口。另外，秋葵本身膳食纤维很高，其黏液可促进肠胃蠕动，帮助排便，改善肠胃功能。

洋葱

生洋葱本身含有硫化物，除了是造成气味呛鼻的因素外，也会刺激胃黏膜，让胃酸分泌过多。所以肠胃功能不好，或是有肠溃疡、胃食道逆流的人，不建议吃生洋葱。但是煮熟的洋葱不一样，它可以促进肠道蠕动，还有降血糖的效果。

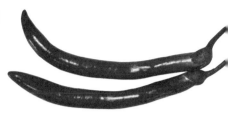

另外，洋葱的植物生化素含量很高，可帮助代谢体内毒素，甚至具有防癌、抗氧化的功能，可预防退行性关节炎和白内障等可能因血液中含有重金属离子所引发的疾病。

 ## 茄子、莲藕护肠胃

茄科蔬菜里面有丰富的维生素P，属于生物类黄酮类的植物生化素，可以保护肠胃黏膜。莲藕的黏液和秋葵的黏液有一样的效果，可以保护胃壁。一般来说，莲藕是容易消化的主食，吃很多才会出现胀气的症状。有些小孩子常流鼻血，可以给他们吃些茄子或莲藕，让黏膜强壮一点，甚至还可以修复黏膜。

 ## 南瓜能促进肠胃蠕动

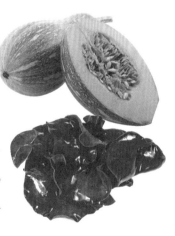

有些人说南瓜皮不好消化，应该去皮吃。其实我们可以想办法把它煮熟、切短，或是利用口腔嚼碎，甚至用机器把它打碎。

通常只要煮熟，皮就会变软，反而是南瓜籽比较不好咬、不好消化。如果想要连皮带籽一起吃，可以用机器打碎，做成南瓜浓汤，打碎时，纤维虽然会变短，但还是有促进蠕动的功能。

南瓜、木耳、石莲花都是富含水溶性纤维的蔬菜，可以吸水膨胀，促进肠道蠕动，而且也不会伤胃，即使溃疡患者吃，也不会造成胃酸分泌过多。

简而言之，南瓜皮不算刺激肠胃的东西，煮完就会变软，不论用什么方式把纤维变细变短，都不会对消化功能有太大的影响，所以不需要去皮。

色泽鲜艳的水果助排毒：苹果、蓝莓、桑葚

苹果、蓝莓、桑葚都有共同的特性，一是纤维素含量很高，二是颜色艳丽。水果颜色越鲜艳，植物生化素就越高，代表清除毒素的功能越高，因此这些水果可以抗氧化，清除自由基，避免毒素的产生，对肠胃健康具有很大的益处。

特别收录：少吃这些对肠道有害的食物

前面介绍了许多吃了对人体有益的食材，我们也必须认识哪些是对人体有害的食物。想要维持肠道健康、远离肠道疾病，应该避免吃三类食物，一是腌渍品及烟熏食品；二是刺激性食品；三是油炸类食品。

1.腌渍品、烟熏食品

腌渍品的做法包含盐渍法、酸渍法和糖渍法。咸鱼属于盐渍食品；酸渍食品有泡菜、酸菜等；蜜饯则是用糖渍法制成的。摄取太多这类高糖、高盐的腌渍食品，容易给身体造成负担，因此大家（特别是高血

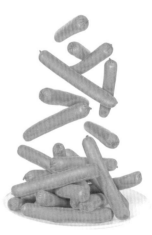

压和糖尿病患者）都必须格外小心。

另外，在烟熏食品方面，火腿、培根、香肠等加工肉类，因为制作过程中常常通过添加硝酸盐类来防止食物腐败，吃太多也会对人体有害。

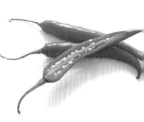

2.刺激性食品

浓茶、咖啡、酒、辣椒、胡椒都是刺激性食品，过度刺激性的东西会促进胃酸分泌。举例来说，许多人喜欢吃麻辣锅，虽然辣的食物有杀菌效果，但若短时间内大量摄取，肠道内的益菌丛会受到抑制。另外，酒精会伤害肠道壁与益菌丛，一次喝进大量的酒，胃来不及分解，酒精直接进入肠道，对肠道伤害尤甚。

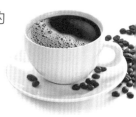

3.油炸食品

油炸食品容易产生酸败，因为油品里的有机酸、有机醛或者有机酮，会损伤胃黏膜，造成肠胃负担，所以肠胃道功能不好的人应尽量避免食用。

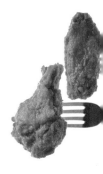

 肠胃功能不佳者的饮食原则

腹泻的人这样吃！

许多人因肠胃炎、腹泻而就医时，医生都会说"要禁食、让胃休息"，因为腹泻代表肠胃蠕动过快，所以禁食可以减少刺激，降低肠胃蠕动次数。

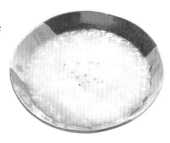

其实挨饿一天并不会对人体器官造成不好的影响，所以若肠胃有发炎的状况，应等到腹泻情形缓解后，再开始少量多餐的进食，并且应该先从"无渣，不会产气或刺激肠道蠕动"的清淡流食开始，逐步地导回正常的饮食。

清淡流食包含去油的清汤和米汤，这类食物可以提供水分、少许热量及部分电解质。等到肠胃适应食物的进入后，就可以稍微摄取一些柔软的白稀饭。若白稀饭也渐渐被肠胃接受了，就可进一步吃清淡的蒸鱼以补充蛋白质。但要注意的是，千万不能吃蛋类，因为蛋类不容易被肠胃吸收，食用反而可能再度引发腹泻。当胃可以接受稀饭和鱼时，就可以再加入丝瓜、胡瓜等纤维较短、不会刺激肠道的蔬菜。最后才能开始吃蛋、肉和其他蔬菜。

肠胃炎、胃功能不好，或是有胃溃疡、十二指肠溃疡的病人都应避免以下四种类型的食物（CAPA）：

C：含咖啡因的食物；　A：阿斯匹林等药物；

P：胡椒等辛香料；　　A：酒精。

便秘的人这样吃！

许多人都有便秘的困扰，便秘和日常生活的饮食习惯息息相关，想要维持正常的肠道蠕动及排便，有三大因素要注意：一是膳食纤维要够，二是水分要

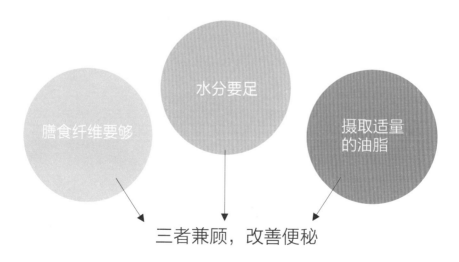

膳食纤维要够　　水分要足　　摄取适量的油脂

三者兼顾，改善便秘

足，三是摄取适量油脂。若平时兼顾这三项饮食重点，就能改善便秘问题。

1.膳食纤维要够

如果一顿饭里都是肉类和淀粉类，膳食纤维摄取不足，不容易刺激肠道蠕动，就会导致便秘。当人体累积粪便时，肠道便会吸收粪便的毒素，产生像大肠息肉等疾病。因此建议肠胃功能不佳或便秘的人多吃纤维比较细短的食物，例如瓜类、白萝卜、胡萝卜等，以帮助肠胃蠕动，忌食竹笋或芹菜等会刮伤胃黏膜的粗纤维蔬菜。

此外，一餐里不能只有纯肉类，一定要搭配含有膳食纤维的食物，如蔬菜水果、全谷类。米饭不要只吃精白米，要多吃五谷米、胚芽米。另外，将地瓜、芋头和米饭一起煮，可以在吃饭时一并摄取膳食纤维。

在蔬菜的选择上，绝对不是只有叶菜类才有膳食纤维，瓜类、菇类还有海藻都是很好的食物。海藻的膳食纤维含量高，纤维较细，对肠胃功能不佳的人比较适合。

2.水分要足

水能使食物通过胃与小肠的速度加快，进而帮助消化、代谢。因此我们一般建议成人一天要补充2000毫升的水分，计算喝水量时，当天喝的果汁、豆

喝水量计算公式 >>>

体重（千克）×35（毫升）＝一天所需的喝水量（毫升）
例：60千克的人一天要喝至少2100毫升的水

浆、咖啡等饮料也必须计算在内。

　　水分摄取是否充足，还要依据活动量、出汗量和外在环境来判断。不过，待在空调房的上班族，因为无法四处走动，常常会忽略补充水分的重要性，直到感觉昏昏欲睡、判断力和注意力下降、做事效率降低时，才发现是身体缺水的信号。所以，坐在办公桌前的你，不妨拟定一个喝水计划表，确保体内水分充足，工作起来才能更有活力。

3.摄取适量油脂

　　很多老年人常觉得自己已经吃很多蔬菜、喝很多水，为什么还是照样便秘？原因大多在于他们担心变胖或罹患心血管疾病，所以不敢摄取油脂，所有的食物都用烫、卤、蒸等方式处理。但不摄取油脂将会造成粪便干涩，滑不出身体，进而导致便秘。所以说，想要顺畅排便，水分、油脂、蔬菜缺一不可。

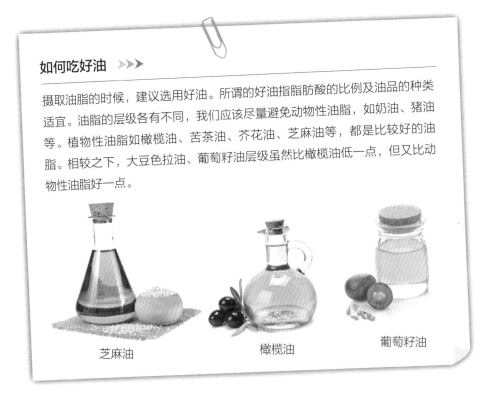

如何吃好油 ▶▶▶

摄取油脂的时候，建议选用好油。所谓的好油指脂肪酸的比例及油品的种类适宜。油脂的层级各有不同，我们应该尽量避免动物性油脂，如奶油、猪油等。植物性油脂如橄榄油、苦茶油、芥花油、芝麻油等，都是比较好的油脂。相较之下，大豆色拉油、葡萄籽油层级虽然比橄榄油低一点，但又比动物性油脂好一点。

芝麻油　　　　　　　橄榄油　　　　　　　葡萄籽油

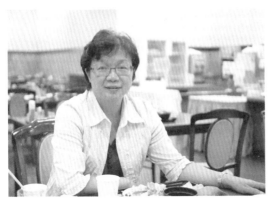

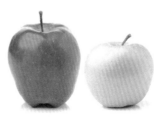

"良好的饮食习惯，减轻肠道负担"的内容特别感谢黄淑惠营养师协助审稿

黄淑惠 营养师

曾任：

· 台北市台安医院营养师

· 台南市嘉南药理科技大学食品卫生专任讲师

· 实践大学幼教学成课程"幼儿餐点与营养"讲师

· 台北医学大学保健营养技术学系兼任讲师

现任：

· 台北市邮政医院营养师

· 台北市长期照护居家营养师

· 台湾癌症关怀基金会董事暨资深营养师

· 康宁大学兼任讲师

· 台北市松山区老人大学讲师

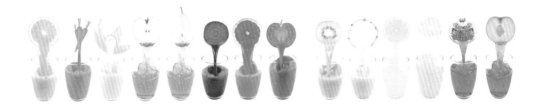

这样喝：16款健康蔬果汁，
改善四大类肠道问题

本书依据各种常见的肠道问题，设计出最健康的蔬果汁食谱，食材皆采用最新鲜、最天然的蔬菜和水果，只要在家中运用料理机，就能自己轻松DIY哦！

四大肠道问题	16款健康蔬果汁
便秘这样喝	亚麻奶昔、爱玉冻、火龙果优格、熟成绿拿铁 （详情请参阅p80～p87）
腹泻这样喝	番石榴精力汤、苹果葡萄精力汤、翡翠银耳羹、莲香奶露 （详情请参阅p90～p97）
消化不良这样喝	紫薯豆浆、香蕉精力汤、经典绿拿铁、特调精力汤 （详情请参阅p100～p107）
胀气这样喝	鳄梨精力汤、胡萝卜菠萝汁、综合精力汤、地瓜叶玉米浓汤 （详情请参阅p110～p117）

 保留食材完整的营养很重要

想要打出一杯对身体有益的健康蔬果汁，必须要先了解如何保留蔬果的营养。在接下来的食谱中，可以看到我们的蔬果汁不论是何种水果，都是连皮带籽一起打，如此一来，不但调理出的蔬果汁份量更多，营养也更丰富。食物料理机可以打碎任何坚硬的食材，如胡萝卜、坚果等，且将食材磨得非常细致。此外，若家中只有一般的果汁机，一样可以调理蔬果汁，只是要注意：把食材放入果汁机前，先将食材切成小块，并在调理过程中花多一点时间磨细蔬果，注意有无坚硬蔬果卡住，适时地暂停机器，稍微搅拌食材，再打均匀后就可得到健康美味的蔬果汁。

本食谱皆以全食物料理机示范，全食物料理机与一般的果汁机有什么不同呢？一般果汁机只有榨汁的单一功能，无法打碎比较硬的果蔬，如坚果、胡萝卜，且比较粗的渣要滤掉，全食物料理机结合多种功能，可以将果蔬渣打得很细，不需滤渣就可以全部饮用。这些磨细的果蔬渣含有丰富的水溶性纤维，是大肠内数十亿好菌的养料，把好菌养壮了，它们就能帮助人体抵御坏菌，调节肠道生态，预防各种疾病。由于食物中的水溶性纤维不易被人体消化，用全食物料理机将果菜磨成细渣，将更能够保留完整的纤维，并确保身体能够吸收。除此之外，一般的果汁因过滤掉果渣的缘故，必须用好几颗水果才能打成一杯果汁，食用反而会摄取过多果糖；但全食物料理机打成的果汁就能避免这个问题，因此非常适合肠道疲弱的人及糖尿病患者。

选购食物料理机的窍门

材质：建议选择经验证不含双酚A (BPA Free)的容器，避免接触因容器磨损而释出的毒素。双酚A是一种环境激素，存在于许多塑料容器中，当容器被刮伤，再经高温加热或接触清洁剂，就可能会释放对人体有害的双酚A。它会干扰人体的性激素，造成其功能混乱，影响生殖及发育。若是长期过度接触双酚A，甚至会引发其他病变，如糖尿病、心血管疾病等。因此，目前许多食物料理机逐渐开始采用Tritan材质，不但不含双酚A，且硬度更高、更抗刮，也经得起果酸及草酸等酸性物质的侵蚀。

刀片：选择坚固、硬度够的刀片，才能长久使用。料理机有利刃和钝刀两种刀片可选择，利刃虽然能够快速切碎食材，但钝刀有慢磨细打、释放食材营养的功能，和利刃的刀片相比，不但打出来的蔬果汁更细致，使用上也更安全、方便。

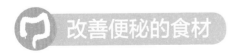

改善便秘的食材

亚麻籽

众所皆知，深海鱼因含omega-3脂肪酸，能降低甘油三酯和胆固醇，避免血栓形成，因此有预防心血管疾病的功能。而植物性食物中含有omega-3脂肪酸的就属亚麻籽了，亚麻籽不仅可提供omega-3脂肪酸，也有丰富的纤维素，因此不单可保护心血管，还可改善便秘和抗发炎。但因亚麻籽有种皮包覆脂肪酸，因此建议先用料理机打破种皮，方便omega-3脂肪酸的释出。

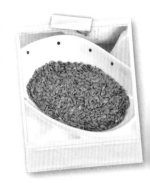

食材适用食谱：亚麻奶昔（请参考p80）。

香蕉

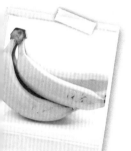

香蕉含钾量很高，可降低高血压和心血管疾病的患病机率；同时也含有血管升压素环化酶抑制物质，可抑制血压升高，防止血管硬化，并富含可溶性膳食纤维，有助于降低血液中胆固醇的浓度，避免血糖急速上升；丰富的果胶还可健胃整肠、通便止泻。香蕉更是食物中锰的最佳来源之一，锰与白血球的功能相关，可增强免疫力，并帮助钙的吸收和利用。而香蕉中所含的血清素、正肾上腺素及多巴胺，具有抗忧郁的作用，会使人产生平静愉快的感觉。

食材适用于食谱：亚麻奶昔、火龙果优格、熟成绿拿铁（请参考p80、p84、p86）。

菠萝

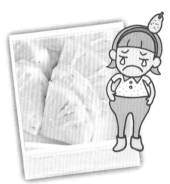

菠萝含丰富的维生素B$_1$及消化酵素，可以帮助人体消化吸收，增强代谢功能，有助于消除小腹赘肉。

食材适用食谱：亚麻奶昔、熟成绿拿铁（请参考p80、p86）。

爱玉

利用料理机将爱玉籽打碎过滤后，滤出的胶质就是可溶性膳食纤维，它属

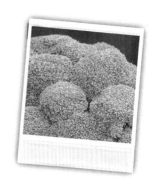

于果胶的一种，因具有强力吸水性而能凝固成果冻状。也因此特性，它在肠道内可融合胆酸，将胆酸盐排出体外，进而促进胆固醇分解，达到降血脂的功效；还可吸附肠道毒物将之排出，进而达到清肠排毒功效，可润肤美容、减缓老化。

食材适用食谱：爱玉冻（请参考p82）。

火龙果

火龙果含有一般植物少有的植物性蛋白、花青素和大量的可溶性膳食纤维，具有减肥、降低胆固醇、润肠、预防大肠癌等功效；且因为不含焦糖和蔗糖，对高血压、糖尿病、高尿酸都有食疗效果，是糖尿病患少数可食用的水果之一。其植物性白蛋白，不只可包覆、融合体内的重金属，并将之排出体外，还可保护胃壁。此外，火龙果的籽富含不饱和脂肪酸，花青素含量比葡萄还高，这些成份都具有抗氧化、抗衰老的作用，如果用全营养料理机击碎，将更能帮助吸收。

食材适用食谱：火龙果优格（请参考p84）。

苜蓿芽、苹果、综合坚果

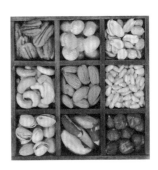

苜蓿芽高纤、低热量，可预防及改善动脉粥样硬化；苹果也是高钾水果，并含有丰富的果胶；综合坚果含多元不饱和脂肪酸，有益心血管健康。

食材适用食谱：熟成绿拿铁（请参考p86）。

小叮咛 >>>

食谱编写时，依食材质量轻重设计，请依食谱步骤顺序，先放入质量较轻的食材，如青江菜，再放入质量较重的食材，如苹果、胡萝卜，打出来的蔬果汁会更均匀绵密哦。

健康蔬果汁

1

便秘这样喝！

亚麻奶昔

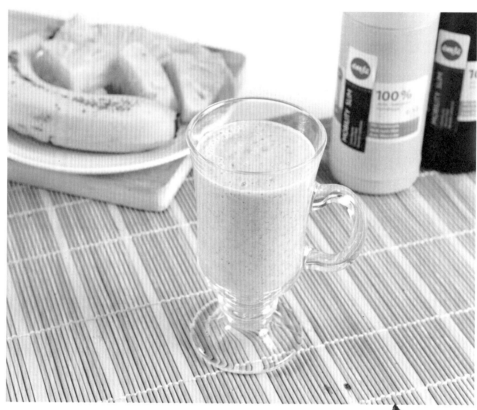

亚麻奶昔 600毫升（3人份）

▶ 材料：1.香蕉 2根（约300克）
2.菠萝 300克
3.亚麻籽 2大匙

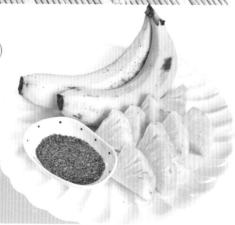

功效

亚麻籽富含纤维素，菠萝中的酵素有助于肠道蠕动，香蕉含大量可溶性纤维，都是能够改善便秘的好食材。

≫≫步骤≫≫

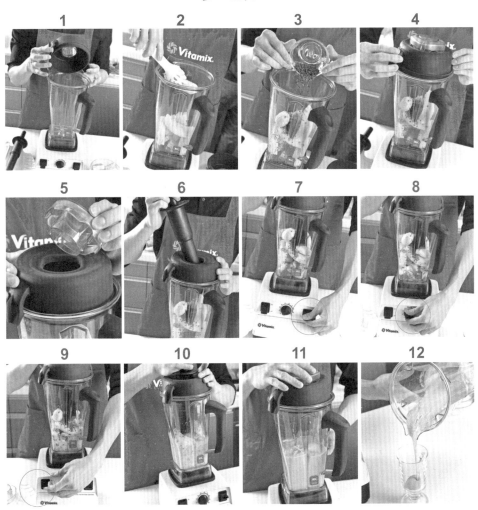

1. 打开料理机盖子。
2. 放入2根香蕉和切好的菠萝块。
3. 倒入2大匙亚麻子。
4. 盖上盖子。
5. 打开全食材料理机上面的透明小盖子。
6. 放入搅拌棒，帮助均匀打碎食材。
7. 启动料理机电源。

8. 将调速钮由低速转到高速，再由高速转到低速。打汁过程中，来回3次，运用转速的变化切碎食材。若使用果汁机，请连续按下开关按钮，自行调整变速。
9. 启动电源，开始打亚麻奶昔。过程约40秒。
10. 利用搅拌棒均匀打散食材。
11. 拿出搅拌棒，盖上透明小盖。
12. 完成后倒出亚麻奶昔，浓稠度如照片所示。

健康蔬果汁

2

便秘这样喝！

爱玉冻

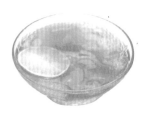

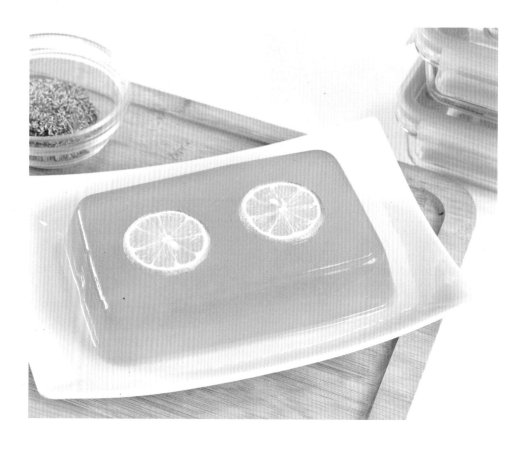

▶ **爱玉冻** 6~8人份

材料：1.玉籽 20克
　　　2.冷开水 1000毫升

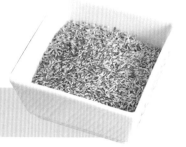

功效

爱玉籽滤出的胶质都是可溶性膳食纤维，有清肠排毒的功效。

>>> 步骤 >>>

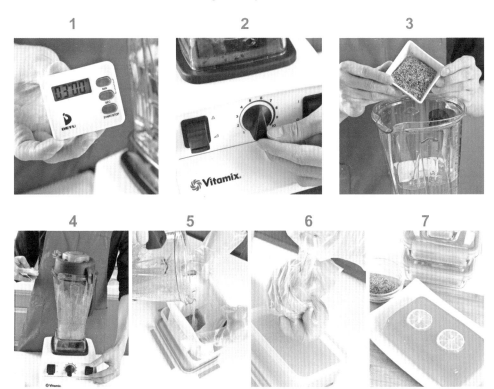

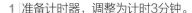

1 准备计时器，调整为计时3分钟。

2 先将调速钮转到中速。

3 将冷开水倒入料理机后，放入爱玉籽。

4 启动料理机电源后，开始计时。

5 完成后，关掉电源，倒入已套上滤布袋的容器中。

6 将爱玉浆挤出至容器后，静置10分钟，待完全凝结后即完成。

7 品尝时可加入糖水及柠檬汁，风味更佳。

爱玉的好处 >>>

夏天吃冰淇淋，虽然消暑，但含糖量和脂肪极高，对身体比较不好。想要消暑解热，不妨选择爱玉，不但热量低，也比较健康。爱玉有很多优点，它含有丰富的水溶性膳食纤维，可以促进肠道蠕动，改善便秘。爱玉的果胶可以让肌肤更有弹性，还能消水肿。

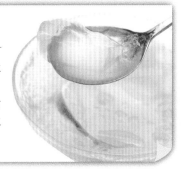

健康蔬果汁

3

便秘这样喝！

火龙果优格

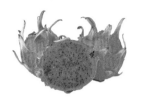

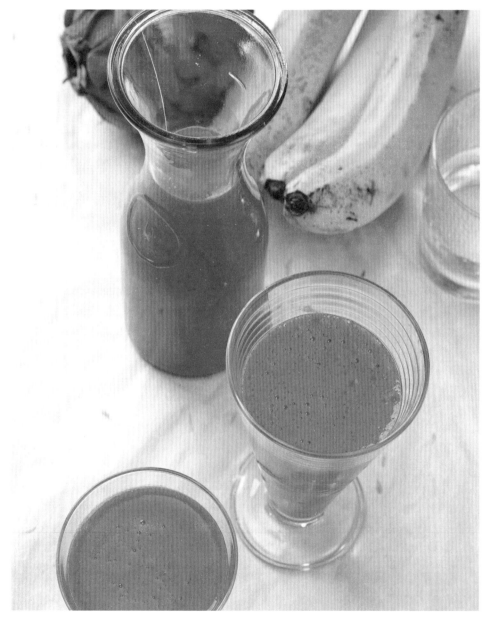

火龙果优格 1200毫升（5人份）

材料：1. 红肉火龙果 2颗（约360克）
　　　2. 香蕉 2根（约300克）
　　　3. 原味酸奶 500毫升
　　　4. 冷开水 350毫升

功效

火龙果含有植物性蛋白、花青素，和香蕉一样具有大量可溶性膳食纤维。酸奶的乳酸菌能促进肠道蠕动，这些食材都能改善便秘。

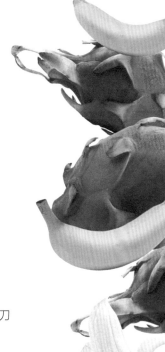

►►► 步骤 ►►►

1　将火龙果洗净、去皮、切块，内层紫色果皮含丰富花青素，可用小刀刮下一起打。

2　将火龙果、香蕉及冷开水置入料理机容杯，打约40秒。

3　打开杯盖，倒入原味酸奶，盖上杯盖后，再次启动电源，将调速钮由低速转至高速，再由高速转回低速，来回3次，利用转速的变化搅拌食材后即完成。

酸奶好处多 ►►►

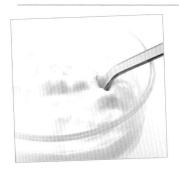

优格中的乳酸菌，能够促进肠道蠕动，对身体非常好。食谱中加入的酸奶，也可以用优格取代。酸奶和优格的差别在于性状：固态的称"优格"，液态的称"酸奶"，不论选用哪一种，都含有丰富的营养价值。

4

便秘这样喝!

熟成绿拿铁

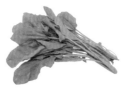

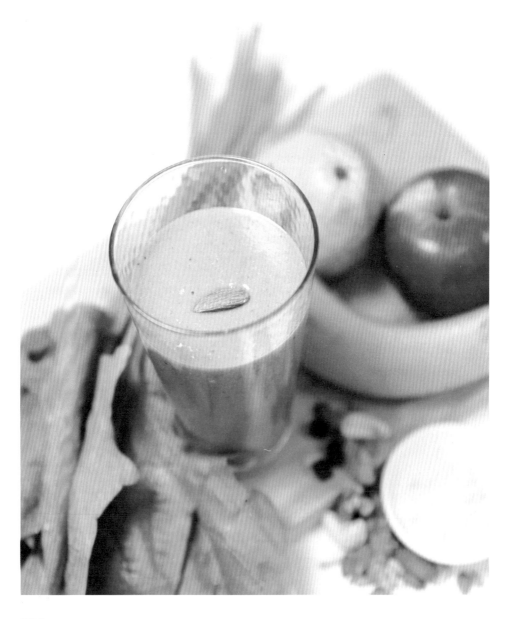

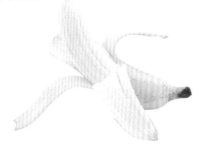

熟成绿拿铁 1300毫升（4人份）

材料：1.烫熟菠菜 200克（或当季绿色叶菜烫熟）
2.香蕉 1根（约150克）
3.苹果 1颗
4.菠萝 200克
5.综合坚果 3大匙
6.冷开水 600毫升

功效

香蕉和菠菜都富含纤维素，加上苹果的维生素、菠萝的酵素，以及坚果的脂肪酸，都是帮助排便的好食材。

▶▶▶ 步骤 ▶▶▶

1 将菠菜用水清洗后，放入开水中，余烫30秒捞起，放凉备用。
2 将所有食材依次放入料理机容杯，打约40秒即可完成。

坚果好处多 ▶▶▶

众所周知，坚果是非常健康的食品，它所含的脂肪大部分是不饱和脂肪酸，对心脏有益，且吃了不易发胖。对于喜欢吃坚果的人来说，松子、核桃仁、杏仁、开心果、夏威夷果、腰果等，都是很好的选择。若体质会对坚果类过敏，在打蔬果汁时建议可以用南瓜籽、亚麻籽等食材取代，让蔬果汁营养加倍。

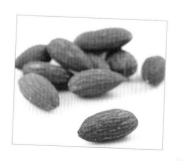

改善腹泻的食材

番石榴

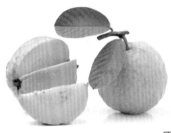

番石榴的热量低，纤维多，维生素C含量高，因此只要吃100克，就可满足一天维生素C的需要量，是非常适合三高患者的水果。其中，果皮的维生素C含量最多，所以千万不要削皮；而种子含铁量是热带水果中最多的，因此也可以一起加入料理机打成绵密的果汁或果泥，如此就能吸收到最多的营养。此外，番石榴也可促进胃肠道黏膜细胞快速恢复功能，减少腹泻情形；反之，便秘的人则不宜多吃。

食材适用食谱：番石榴精力汤（请参考p90）。

苹果

苹果能健胃整肠且可双向调节肠胃功能，既防止便秘，又有止泻作用。同时它也含有丰富的纤维，能刺激肠道加速蠕动，无论便秘或腹泻都适合食用。

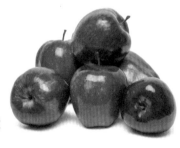

食材适用食谱：苹果葡萄精力汤（请参考p92）。

紫高丽菜

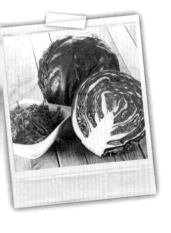

紫高丽菜属于十字花科，含有的维生素U可帮助溃疡病人修复黏膜，维生素K可帮助凝血，且其中的植物生化素成分可清除自由基，抑制亚硝胺在人体内合成，因此具有防癌、防动脉硬化、防胆结石等功效，适用于肠胃溃疡患者、食欲不振者、消化不良者。

食材适用食谱：苹果葡萄精力汤（请参考p92）。

银耳

银耳又称雪耳，是一种很优质的天然食品，颜色多为半透明白色或浅黄色。它富含维生素D及胶原蛋白，且热量低、纤维多，非常适合制作健康低糖的饮品。此外，它也有健胃整肠的功效，对于食欲不振或习惯性腹泻都有不错的疗效。

食材适用食谱：翡翠银耳羹（请参考p94）。

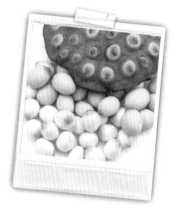

莲子

莲子又名莲蓬子，属于莲属植物，常被制作成甜品。它富含碳水化合物及蛋白质，非常适合素食者食用。此外，莲子还具有收涩止泻的功效，如果是长期腹泻的人，可以适度补充莲子以改善体质。

食材适用食谱：莲香奶露（请参考p96）。

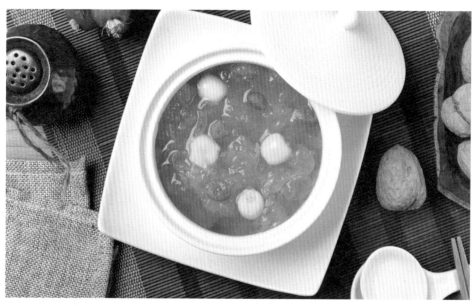

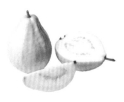

腹泻这样喝!

番石榴精力汤

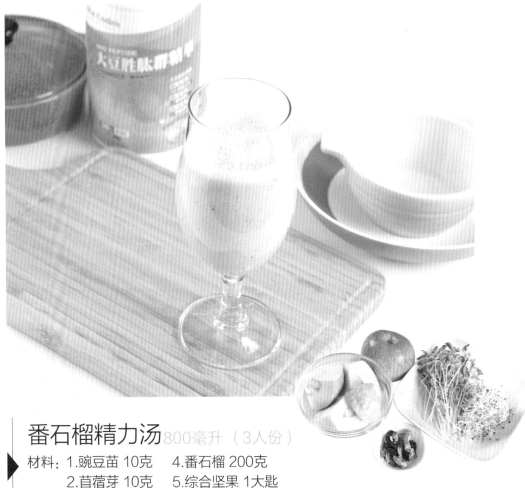

番石榴精力汤 800毫升（3人份）

▶ 材料: 1.豌豆苗 10克　　4.番石榴 200克
　　　　2.苜蓿芽 10克　　5.综合坚果 1大匙
　　　　3.苹果 1个　　　　6.冷开水 400毫升

功效

番石榴果皮的维生素C含量最多，种籽含铁量多，所以千万不要削皮、不要挖掉籽，一起放入料理机打，可以吸收最多营养。此外，苹果的维生素多，因此打蔬果汁时，也建议将果皮、种籽都保留下来，才能留住完整的营养素，改善腹泻问题。

➤➤ 步骤 ➤➤

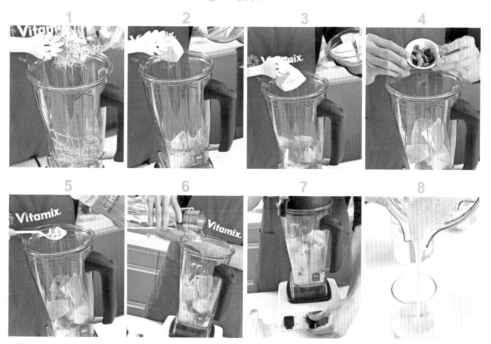

1 放入豌豆苗和苜蓿芽。
2 放入切好的苹果块，苹果不需去皮去籽。
3 放入切好的番石榴块，番石榴不需去皮去籽。
4 倒入综合坚果。
5 建议可以另外加入大豆胜肽群精华3匙，补充蛋白质。
6 加入冷开水。
7 打约40秒。
8 倒至杯中即可。

 小叮咛 ➤➤➤

在我们的食谱中，打蔬果汁时，不建议大家将苹果去皮去籽。天然的蔬果和全谷物包含最多的营养，是大自然赏赐的保健圣品。尤其是被称为"21世纪维生素"的植物生化素，在皮和籽里含量最多，具有抗氧化的功能，可以清除人体内有害的自由基，预防癌症和慢性疾病。一个苹果含有超过300种植物生化素，若去皮去籽，会损失其中珍贵的营养素。

适量添加大豆胜肽群精华，健康加倍 ➤➤➤

精力汤食材因为多是蔬菜及水果，营养素比较少，建议大家可以另外添加大豆胜肽群精华，补充蛋白质，营养更均衡。

6 腹泻这样喝!

苹果葡萄精力汤

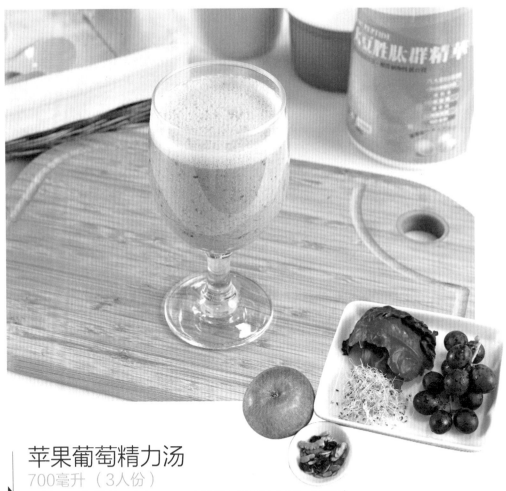

苹果葡萄精力汤
700毫升（3人份）

材料：
1. 苜蓿芽 10克
2. 紫高丽菜 15克
3. 苹果 1个
4. 葡萄 150克（15~18颗）
5. 综合坚果 1大匙
6. 冷开水 300毫升

功效

紫高丽菜含大量植物生化素，肠胃溃疡患者、食欲不振者、消化不良者、腹泻者都适合食用。

▸▸ 步骤 ▸▸

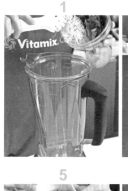
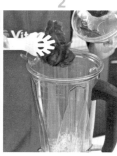
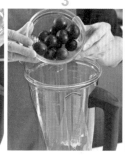
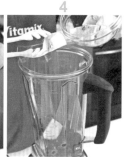

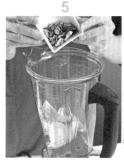
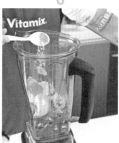
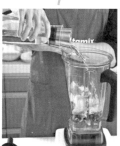
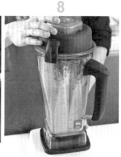

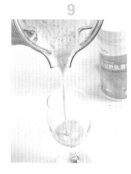

1 放入苜蓿芽。
2 放入紫高丽菜。
3 放入洗净的葡萄，葡萄不需去皮去籽。
4 放入切好的苹果块。
5 倒入综合坚果。
6 建议可以另外加入大豆胜肽群精华1匙，补充蛋白质。
7 加入冷开水。
8 打约40秒。
9 倒出至杯中即可。

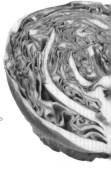

葡萄的好处 ▸▸

葡萄尝起来酸酸甜甜的，是许多人都爱吃的一种水果。葡萄中含有钙、钾、磷、铁、蛋白质及多种维生素，营养丰富，还能补血，是妇女和体弱贫血者的滋补佳品。

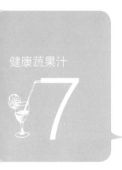

腹泻这样喝！

翡翠银耳羹

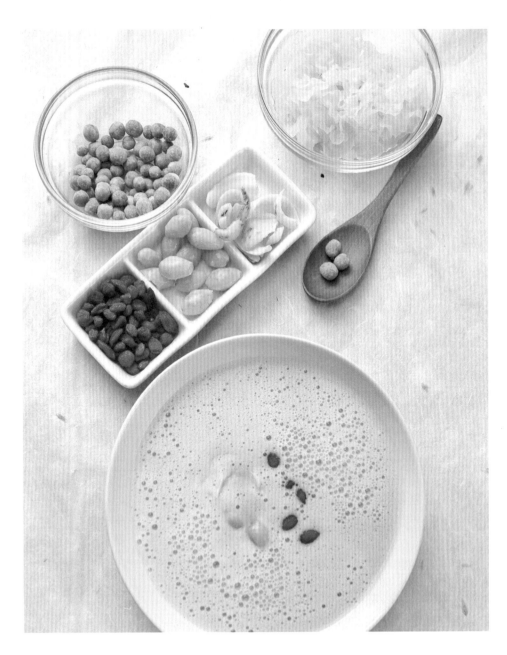

翡翠银耳羹 600毫升（3人份）

材料：1.生青豆仁 100克（煮熟冷冻的亦可）

2.白果 50克

3.百合 10克

4.银耳 10克

5.枸杞子 3克

6.盐 2小匙（可不加或尽量少加）

7.热开水 400毫升

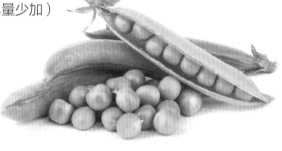

功效

银耳有丰富的膳食纤维、胶质以及多糖体，适合肠胃发炎、腹泻者食用。

⟫⟫步骤⟫⟫

1 将白果、百合及银耳洗净，泡水约30分钟。

2 将青豆仁、白果、百合、银耳及枸杞子蒸熟备用。

3 将青豆仁、1/3的银耳、盐及热开水放入料理机容杯，打1分钟。

4 再放入2/3的银耳至容杯中，盖紧杯盖，启动电源，将调速钮由低速转至高速，再由高速转回低速，来回3次，运用转速的变化切碎银耳。

5 最后倒入容器中，撒上百合、白果及枸杞子，即可完成。

银耳的好处 ⟫⟫⟫

银耳颜色半透明，形状呈鸡冠状，摸起来平滑柔软，富含胶质。从中医的角度来看，有滋阴润肺、益气和血的功效。

腹泻这样喝!

莲香奶露

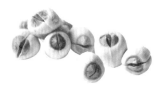

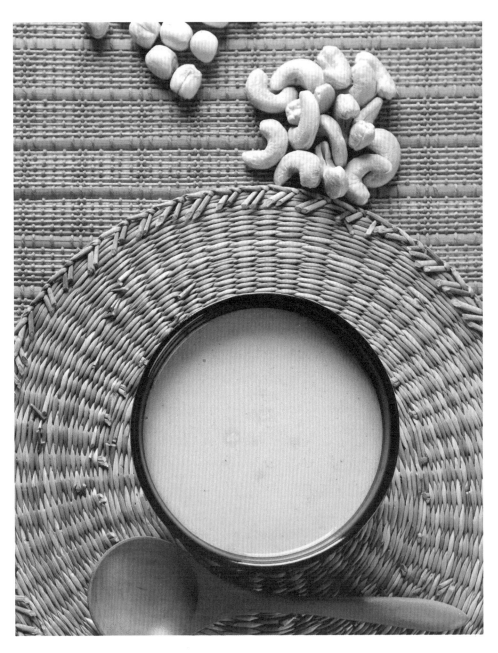

莲香奶露 850毫升（3人份）

材料：1.干莲子 50克
　　　2.生腰果 50克
　　　3.煮熟的糙米饭 50克
　　　4.原色冰糖 1大匙
　　　5.热开水 700毫升

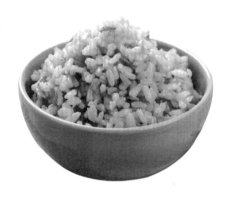

功效

莲子具有健脾止泻的功效，适合经常腹泻者熬粥或熬汤食用。

▶▶ 步骤 ▶▶

1　将干莲子去除苦心，用水洗净后放于电锅中，内锅水与莲子齐平，外锅加2杯水，蒸熟备用。

2　将2/3的莲子、糙米饭、生腰果、原色冰糖及热开水放入料理机容杯，打1分钟。

3　将打好的奶浆倒入锅中，以小火煮至沸腾（过程中需不断搅拌），再加入剩余的1/3莲子煮至呈浓稠状即可。

莲子的好处 ▶▶▶

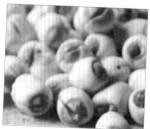

莲子又名莲蓬子，属于莲属植物，价格平实，是营养价值很高的食材。莲子含有丰富的蛋白质，是植物性蛋白质的来源之一，非常适合素食者。冰糖比白糖对身体更好，许多人会利用冰糖来炖莲子或银耳，是比较健康的甜品选择。

改善消化不良的食材

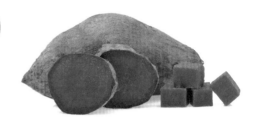

紫薯

紫薯为高纤维食材，在日本被列为抗癌蔬菜榜首。它的蛋白质含量丰富，含有18种容易消化吸收的氨基酸及多种维生素，还有锌、铁、钙、硒等10多种矿物质。其中铁能补血、抗衰老，而硒除了上述功能外，也被认为可以抗癌。更特别的是，紫薯内还含有大量花青素，抗氧化能力强，可消除自由基，预防许多慢性病。

食材适用食谱：紫薯豆浆（请参考p100）。

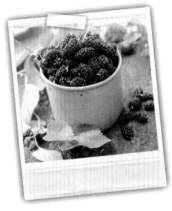

桑葚

桑葚含有丰富的花青素、维生素C和铁，有补血和抗氧化作用；也富含维生素、葡萄糖、苹果酸，能促进胃液分泌，帮助肠蠕动及消化。

食材适用食谱：紫薯豆浆（请参考p100）。

豌豆苗

豌豆苗是豌豆的幼苗，具有清爽的口感，汆烫、快炒或煮汤都非常鲜嫩美味。它富含叶酸、膳食纤维、B族维生素、β-胡萝卜素，营养价值高，有助于改善消化系统的吸收功能。

食材适用食谱：香蕉精力汤（请参考p102）。

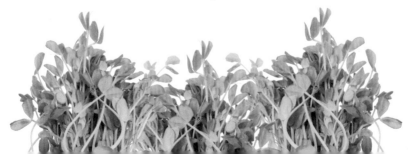

青江菜

青江菜又叫"上海青""江门白菜"，属十字花科草本植物，富含B族维生素和维生素C、胡萝卜素、钙、铁、蛋白质等营养素，能保持肌肤水润。此外，青江菜富含纤维质，可以有效改善便秘及消化不良，和其他水果、坚果一起调理，口感清爽，营养丰富。

食材适用食谱：经典绿拿铁（请参考p104）。

高丽菜

高丽菜又称甘蓝菜，有"厨房里的天然胃药"的美名，因为它的维生素K_1、维生素U含有抗溃疡因子，能修复体内受伤组织，可以预防、改善胃溃疡及十二指肠溃疡。而且维生素U还有解毒的功效，可以改善肝机能并减轻宿醉。

食材适用食谱：特调精力汤（请参考p106）。

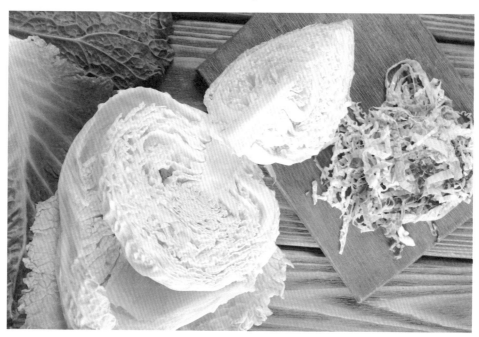

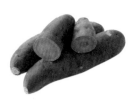

消化不良这样喝!

紫薯豆浆

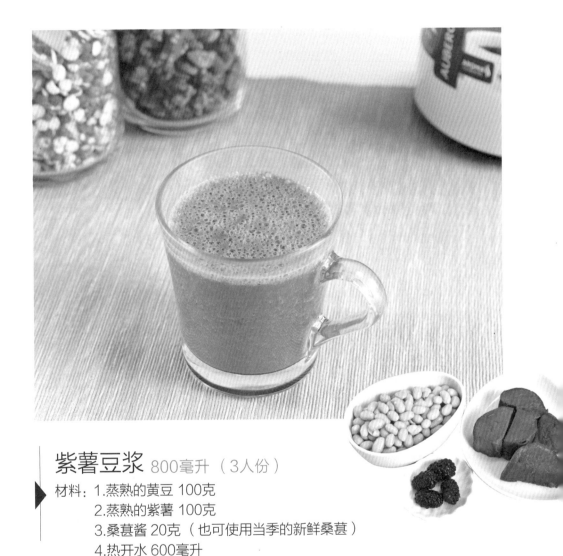

紫薯豆浆 800毫升（3人份）

▶ 材料：1.蒸熟的黄豆 100克

2.蒸熟的紫薯 100克

3.桑葚酱 20克（也可使用当季的新鲜桑葚）

4.热开水 600毫升

功效

紫薯蛋白质含量丰富，包括18种氨基酸，非常容易消化吸收。桑葚能促进胃液分泌，帮助肠蠕动及消化。

>>> 步骤 >>>

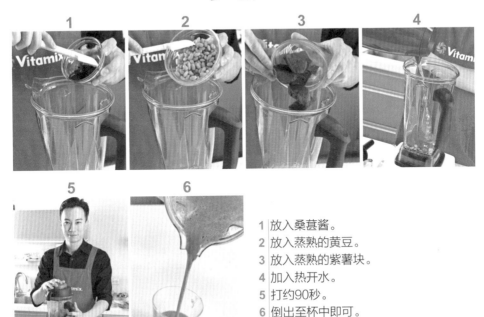

1 放入桑葚酱。
2 放入蒸熟的黄豆。
3 放入蒸熟的紫薯块。
4 加入热开水。
5 打约90秒。
6 倒出至杯中即可。

桑葚的好处 >>>

桑葚是桑树的果实，成熟后的颜色为紫红色或紫黑色，味道酸甜可口。它含有丰富的维生素、葡萄糖、苹果酸，营养价值高，经常被制做成桑葚汁或桑葚果酱。桑葚能刺激胃液分泌，具有调节消化系统的功能。此外，桑葚能刺激肠黏膜，促进肠的蠕动，改善便秘及消化不良。

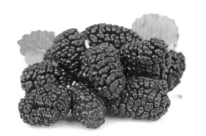

消化不良这样喝！

香蕉精力汤

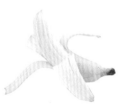

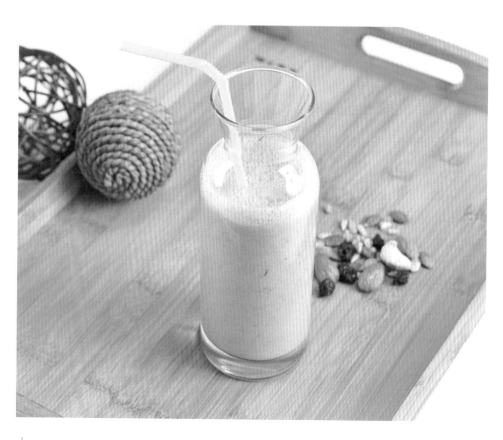

香蕉精力汤 900毫升（3人份）

材料：1.豌豆苗 10克　　5.香蕉 1根(约150克)
　　　2.苜蓿芽 10克　　6.综合坚果 1大匙
　　　3.菠萝 100克　　　7.冷开水 400毫升
　　　4.苹果 1个

功效

香蕉所含的纤维及苹果所含的维生素能促进
肠蠕动，帮助消化。

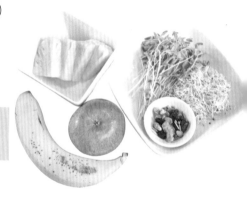

➤➤➤ 步骤 ➤➤➤

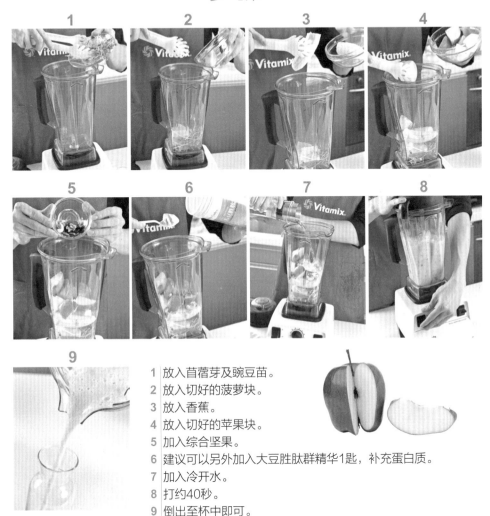

1 放入苜蓿芽及豌豆苗。
2 放入切好的菠萝块。
3 放入香蕉。
4 放入切好的苹果块。
5 加入综合坚果。
6 建议可以另外加入大豆胜肽群精华1匙，补充蛋白质。
7 加入冷开水。
8 打约40秒。
9 倒出至杯中即可。

豌豆苗及苜蓿芽的好处 ➤➤➤

豌豆苗及苜蓿芽常见于各类生菜沙拉，具有清爽的口感。两者皆含有丰富的蛋白质、膳食纤维，有助于防止动脉硬化，适合糖尿病、心脏病、高血压患者。在我们的食谱中，都是将生的豌豆苗及苜蓿芽直接放入料理机，和所有食材一起细磨出健康满满、风味清香鲜甜的精力汤，且仍保有原有的养分。

11

消化不良这样喝!

经典绿拿铁

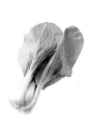

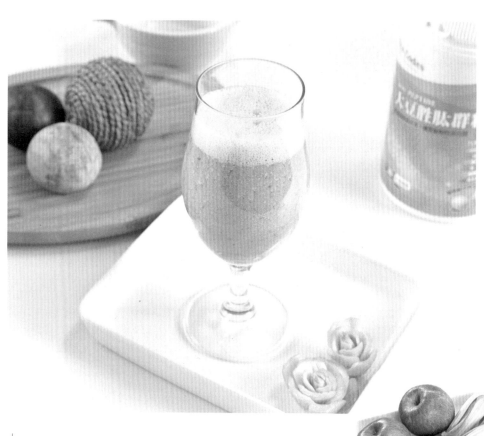

经典绿拿铁 1600毫升 （4人份）

材料: 1.青江菜（生）200克　4.综合坚果 3大匙
　　　2.菠萝 350克　　　　5.冷开水 400毫升
　　　3.苹果 2个

★青江菜可依季节更换成
其他绿色蔬菜。

功效

青江菜及其他绿色蔬菜生食并不会不好消化，只要加入料理机磨细，
就能吃到最原始健康的美味。

▶▶▶ 步骤 ▶▶▶

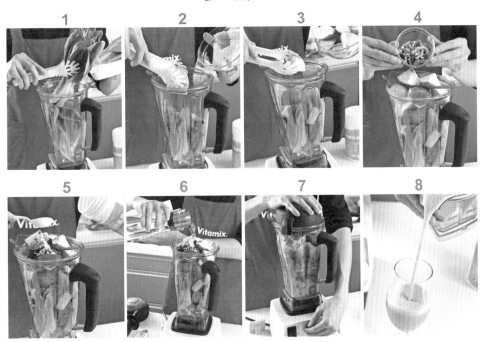

1	放入洗净的青江菜。	5	建议可以另外加入大豆胜肽群精华1匙，补充蛋白质。
2	放入切好的菠萝块。	6	加入冷开水。
3	放入切好的苹果块。	7	打约40秒。
4	加入综合坚果。	8	倒出至杯中即可。

贴心收录：青江菜的清洗方式 ▶▶▶

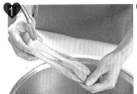

青江菜从蒂头至叶子由上而下，以流水冲洗。

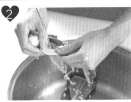

将青江菜叶片一瓣一瓣拨开冲洗。

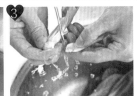

蒂头部分要仔细清洗，以免残留农药。

健康蔬果汁

12

消化不良这样喝！

特调精力汤

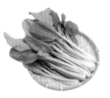

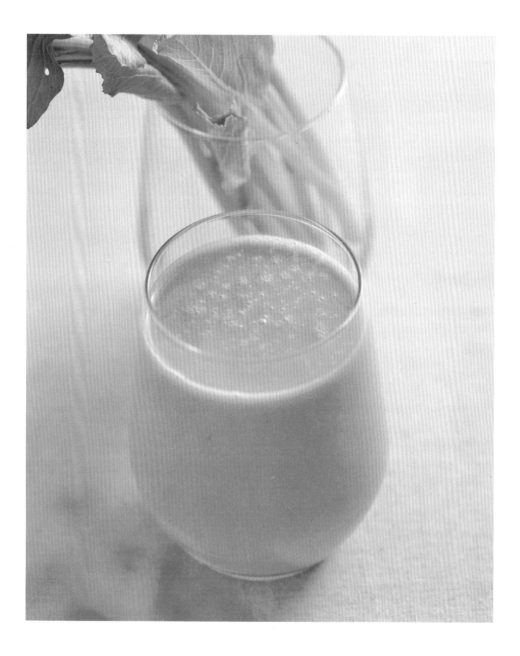

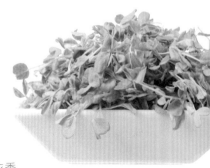

特调精力汤 900毫升（3人份）

材料：1.豌豆苗 10克
　　　2.高丽菜（生）25克
　　　3.小松菜（生）40克
　　　4.苹果 1个
　　　5.菠萝 150克
　　　6.综合坚果 1大匙
　　　7.冷开水 350毫升

★豌豆苗、小松菜可依季节更换成其他绿色蔬菜。

功效

高丽菜被称为"厨房里的天然胃药"，能修复体内受损组织，可以预防和改善胃溃疡及十二指肠溃疡，有肠道问题的人可以放心食用。

▷▷▷ 步骤 ▷▷▷

1　将豌豆苗、高丽菜、苜蓿芽洗净后，放入料理机容杯。
2　将切好的苹果块、菠萝块放入料理机容杯。
3　加入一大匙综合坚果，再倒入冷开水。
4　打约40秒即可完成。

小松菜的好处 ▷▷▷

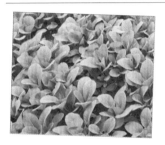

小松菜属油菜科，被誉为"天然的保健食品"，含钙量是深绿叶蔬菜之最，属于冬季出产的蔬菜。很多人因为它的味道很苦，对它敬而远之，然而它能够提升免疫力，保护身体，抵抗力较差、常感冒者应多摄取。

改善胀气的食材

鳄梨

鳄梨含有多元不饱和脂肪酸，可抑制幽门螺旋杆菌生长，预防或缓解消化性溃疡。另外，鳄梨可以说是消胀气最有效的食物之一，因为鳄梨含有比香蕉更多的钾，而富含钾的食物可以帮助钠离子排出，减少因高钠饮食而导致的胀气。

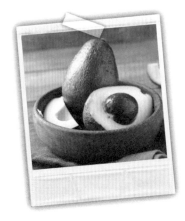

食材适用食谱：鳄梨精力汤（请参考p110）。

胡萝卜与菠萝

胡萝卜与菠萝都有大量膳食纤维，可以增加粪便体积并促进肠蠕动，加上菠萝的消化酵素能促进蛋白质的分解，可提高肠胃消化功能，对便秘、肠蠕动缓慢、消化不良者都有益处。

食材适用食谱：胡萝卜菠萝汁（请参考p112）。

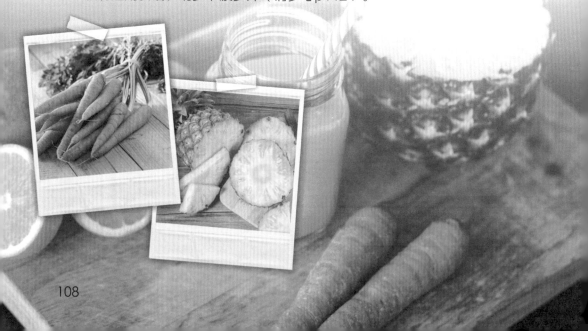

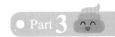

奇异果

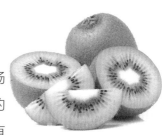

奇异果富含维生素C，可养颜美容、助消化、抗老、增强免疫力、降低胆固醇，且富含能促进肠道蠕动、改善便秘的膳食纤维；另外，奇异果中的钾可保持体液平衡和调节血压，对高血压患者有益；最特别的是，奇异果还含有分解蛋白质酵素，能促进蛋白质的消化，防止胃闷，并可预防因吃太多肉类或营养过剩引起的疾病。

食材适用食谱：综合精力汤（请参考p114）。

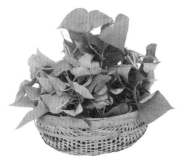

地瓜叶

地瓜叶通肠的效果非常好，因其含丰富的膳食纤维，可促进肠胃蠕动，预防便秘，减少因消化不良累积的胀气。另外，建议不要撕除茎梗的外皮，一起食用更有助于清肠胃。而且地瓜叶还含有丰富的叶绿素，能够帮助排毒。但是，地瓜叶也含胰蛋白酶抑制成分，生吃容易消化不良。最好食用前以热水快速汆烫一遍，还可以去除过多的草酸，以免防碍铁质与钙质的吸收。

食材适用食谱：地瓜叶玉米浓汤（请参考p116）。

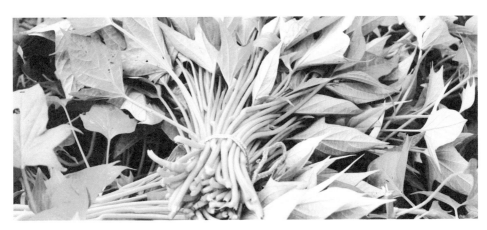

13

胀气这样喝!

鳄梨精力汤

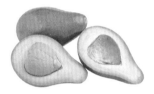

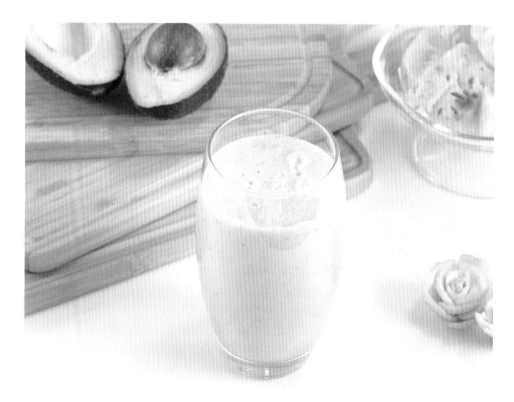

鳄梨精力汤 700毫升（3人份）

▶ 材料：1.豌豆苗 10克　　4.苹果 1个
　　　　2.鳄梨 100克　　5.冷开水 250毫升
　　　　3.菠萝 150克

功效

鳄梨含有大量的钾，可以帮助钠离子排出，减少因为高钠饮食
而导致的胀气。

>>> 步骤 >>>

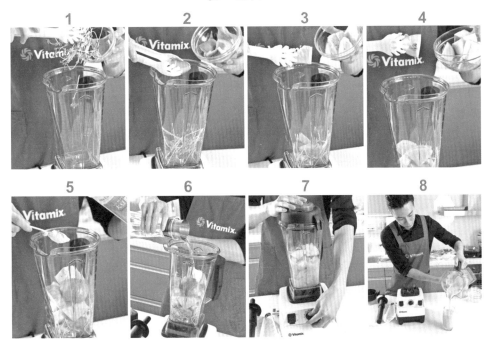

1 放入豌豆苗。
2 放入新鲜鳄梨。
3 放入切好的菠萝块。
4 加入切好的苹果块。
5 建议可以另外加入大豆胜肽群精华1匙，补充蛋白质。
6 加入冷开水。
7 打约40秒。
8 倒出至杯中即可。

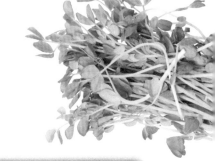

鳄梨的好处 >>>

皮带皱褶的鳄梨，口感甘美柔软，采收时的鳄梨果肉是硬的，放一段时间逐渐成熟后，果肉会变软，口感有点像奶油。因为鳄梨含有丰富的脂肪，许多人避之唯恐不及。事实上，鳄梨可以强化心血管功能，还能降低胆固醇，且其中的维生素E有利于强健心脏，维生素D有助于钙质吸收并转换成骨质，对牙齿和骨头的发展都很有益处。

14

胀气这样喝！

胡萝卜菠萝汁

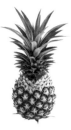

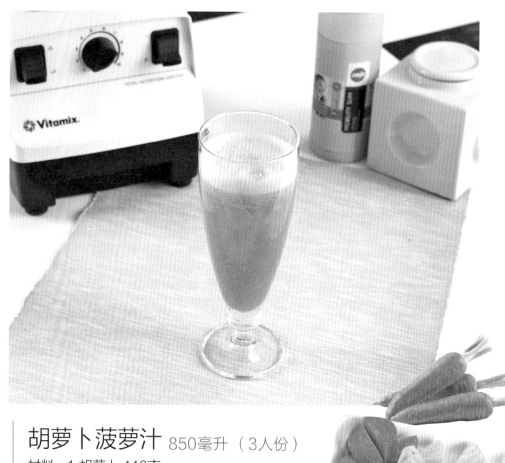

胡萝卜菠萝汁 850毫升（3人份）

材料：1.胡萝卜 110克
2.菠萝 250克
3.葡萄干 1大匙（约10g）
4.冷开水 500毫升

功效

胡萝卜含大量膳食纤维，可以增加粪便体积并促进肠蠕动。

▶▶步骤▶▶

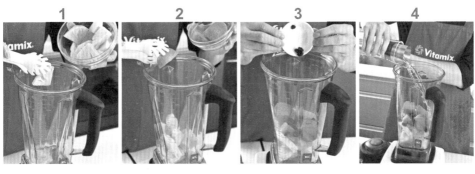

1 **2** **3** **4**

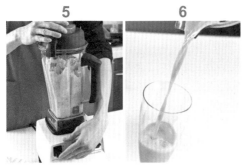

5 **6**

1 放入切好的菠萝。
2 放入切块的胡萝卜。
3 放入葡萄干。
4 加入冷开水。
5 打约40秒。
6 倒出至杯中即可。

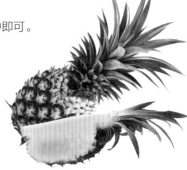

葡萄干的好处 ▶▶▶

葡萄干是葡萄的果实通过特殊处理制成的果干，尝起来带有浓浓的甜味与香气。其含有大量的花青素及多酚类物质，是强力的抗氧化元素。葡萄干特别适合女性食用，不但可以补血，还有缓解手脚冰冷、避免贫血等功效。

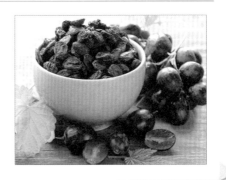

健康蔬果汁

15

胀气这样喝!

综合精力汤

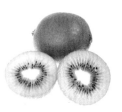

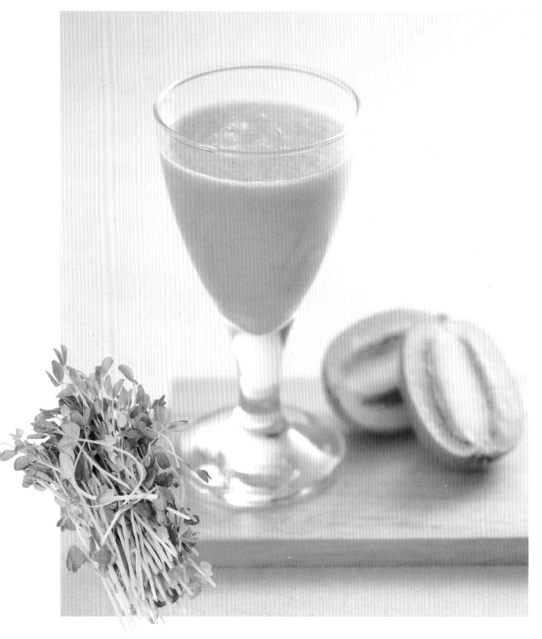

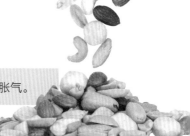

综合精力汤 900毫升（3人份）

材料：1.苜蓿芽 10克
2.豌豆苗 10克
3.菠萝 200克
4.苹果 1个
5.奇异果 1个
6.综合坚果 1大匙
7.冷开水 350毫升

功效

奇异果含分解蛋白质酵素，可促进蛋白质消化，防止胃闷，改善胀气。

▶▶▶ 步骤 ▶▶▶

1 将苜蓿芽及豌豆苗洗净后，放入料理机容杯中。
2 将切好的菠萝块、苹果块放入料理机容杯中。
3 奇异果去皮，将果肉放入料理机容杯中。
4 加入一大匙综合坚果，再倒入冷开水。
5 打约40秒，即可完成。

奇异果的好处 ▶▶▶

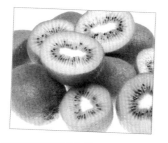

奇异果的营养价值很高，含有丰富的维生素C及膳食纤维。然而，虽然奇异果的果皮含丰富的纤维，有些人却可能会对奇异果果皮过敏，所以建议大家用其打蔬果汁时最好还是去皮。

健康蔬果汁

16

胀气这样喝!

地瓜叶玉米浓汤

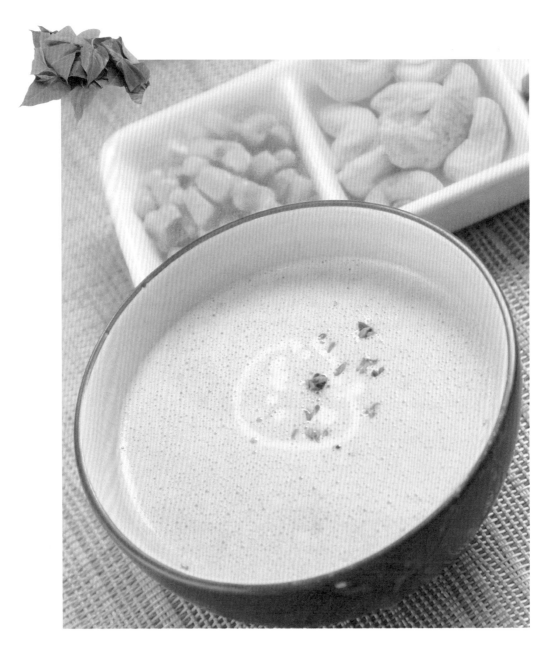

地瓜叶玉米浓汤 1500毫升（5人份）

材料：1.烫熟的地瓜叶 200克
　　　2.熟玉米粒 2米杯
　　　3.生腰果 100克
　　　4.姜片 20克
　　　5.味噌 2大匙
　　　6.热开水 1000毫升

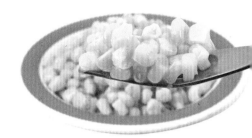

功效

地瓜叶营养价值高，而味噌含有大量的酵素，两者都是改善胀气的好食材。

⋙ 步骤 ⋙

1 将所有食材放入料理机容杯，打约1分半钟即可完成。
2 可依个人口味添加葱末，喝起来更具风味。

好处多多的味噌 ⋙

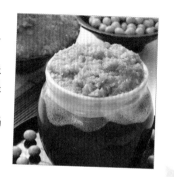

根据研究，日本人长寿的秘密之一就是"味噌"。在他们的饮食习惯中，每天早上一定是以白饭、味噌渍物和味噌汤来展开新的一天。因为味噌是利用黄豆发酵而成的，能够促进肠道蠕动，进而帮助排便。

 特别感谢 感谢大侑健康企业提供相关Vitamix食谱与照片。

这样养：肠养好菌有秘诀，肠道环境更健康

 肠道好菌自己养，肠子健康动起来

认识肠道内的好菌与坏菌

人体的肠道本来就存在好菌和坏菌，这些菌会随着我们的饮食习惯的不同而改变。如果想要改善肠道环境，就要先学会养好菌。所有对身体有好处的菌种，在医学上均称为"益生菌"。

那么，如何在肠道中养益生菌呢？因为益生菌一般只能在体内存活3~5天，所以我们必须多吃蔬菜水果这类富含"膳食纤维"和"寡糖"的"益生元"，替益生菌打造良好的生长环境，并使其获得丰富的营养来源，才能让它加速繁殖。如果长期习惯吃肉类或其他垃圾食物，就等于没有给益生菌养分，没有养分，益生菌就无法繁殖，肠道空间只好留给坏菌生长。当坏菌一多，菌

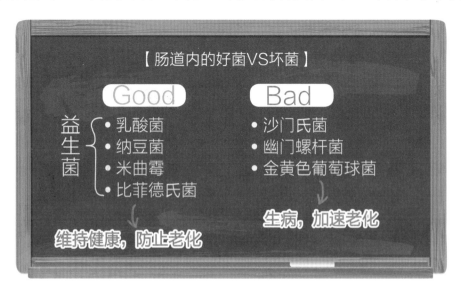

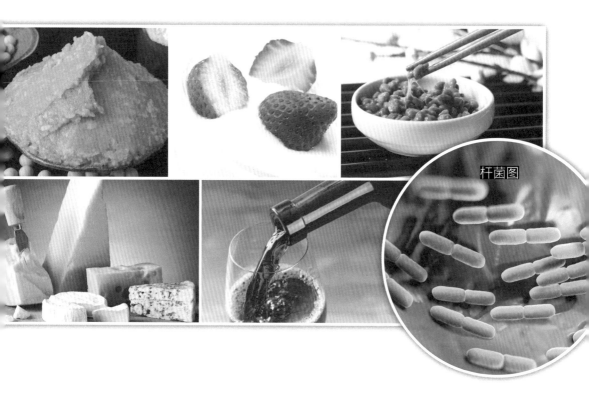

杆菌图

相失去平衡，就会影响肠道健康。

　　益生菌的种类有很多，常见的菌种有乳酸菌、纳豆菌、米曲霉、比菲德氏菌。有些人会利用市面上一些粉状或锭状的产品来补充，除此之外，我们也可以从天然的食物中获取这些益生菌，帮助肠道培养良好健康的环境。

　　天然的益生菌其实非常容易获得，像优格里就有的乳酸菌，或是酸奶中的比菲德氏菌、纳豆里的纳豆菌、味噌里的米曲霉等，都属于益生菌。此外，奶酪、红酒因为都是发酵食物，也会产生酵素及对肠道有益的好菌。当这些益生菌进入肠道，就能改善体内菌群平衡，提升免疫机能。

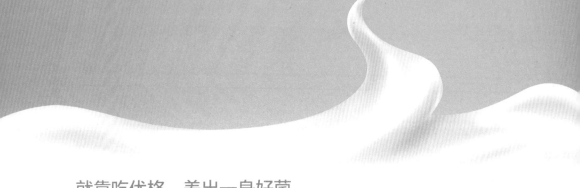

就靠吃优格，养出一身好菌

优格的制作

天然纯优格的制作原料只有两种：一是鲜奶，二是
乳酸菌。一般来说，市面上有100%鲜奶制的优格，也有
用奶粉制的优格。但因为奶粉是用鲜奶制成的粉剂，蛋白
质某种程度上会有变形的状况，所以用奶粉做出来的优格
组织会比较粗糙，鲜奶则比较细致。就菌种及营养价值而言，两者的差异并不
大，想要改善肠道健康的人，两种都能吃。

市面上的优格很多，有些优格吃起来比较稀，有些比较浓稠，有些又吃起来
比较扎实，这主要和生产的原料及生产的过程有关。有些比较固态的优格，大部
分都会添加一些胶类或是淀粉，甚至有些会添加凝胶，例如吉利丁、动物胶，让
它比型。一般没有添加定型添加剂的优格，吃起来就会比较滑润、湿软。

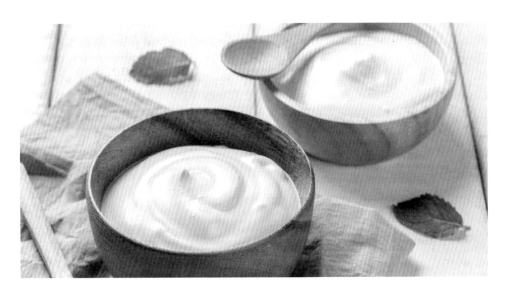

Q&A小百科

自制优格要小心!

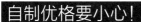

很多人喜欢在家自己用电锅或保温装置做优格,并没有装置控温的条件,纯粹只是用保温锅闷着,所以它的温度就会随着时间产生变化。乳酸菌如果在生产优格的过程中没有维持均一温度,它的性状可能会比较差。此外,温度如果没有调配好,可能会造成口感上的落差。

自制优格也会有感染杂菌的风险,家中的器皿、空气、作业环境都会影响菌种的培养。牛奶本身是非常营养的东西,所有的细菌和霉菌都喜欢吃,如果没有控管作业环境的卫生条件,很容易造成细菌感染。而且,因为优格本身是酸的,如果已经感染杂菌,大部分人食用也不会感觉到。所以通常建议家中没有相关环境设备的民众,购买知名品牌的优格,比较不容易有细菌感染的风险。

除此之外,有些人做完优格之后会把残余的菌留下来,以便之后再使用或是转送亲友,但我们并不建议这么做。如果把菌种留下,菌种可能因环境转变产生不同的变化。一般来说,我们都会希望吃进比较天然、益生菌比较多的优格,若用不专业的做法自制优格,反而可能吃出一肚子坏菌。

选购优格

优格的好处很多，不但可以促进肠道蠕动，改善便秘，还能让肠道养出好菌。但市面上优格种类很多，到底该怎么挑选，才能买到最天然、最健康的优格呢？其实消费者在选购优格时，可以从包装上找到许多重要信息哦！

从包装标识选优格：

①看包装成分

天然的优格原料都很简单，大多是鲜乳或奶粉，以及乳酸菌。一般会建议消费者选购成分单纯的优格。

②看有无添加物

建议消费者尽量挑选原味的优格，可以自行搭配新鲜水果，以免吃到添加色素或香料成分的优格。有些优格会加入胶类、安定剂、香料、色素等，这些东西对身体比较不好。

③看菌种

不同的品牌会有不同的菌种，消费者很难判断哪一家的菌种比较好，因此建议选择比较知名的品牌，因为这些大厂商的作业环境一定符合国家标准，是值得信任的安心品牌。

④看含糖量

市售的优格大多会加糖，所以热量较高。建议可以从包装上标明的碳水化合物来判断糖分的多少，碳水化合物越多，表示掺入的糖越多。低糖的优格比较健康，购买时，可检视包装标明的含糖量。通常100%鲜奶生产的优格，糖分大约只占3.6%，这些糖分主要来自于鲜奶本身，如果超过3.6%，就代表有

额外添加精制糖。

购买时先看活菌数，菌数越多越好。根据我国相关国家标准的规定，发酵品的活性乳酸菌每毫升应不少于100万个，消费者选购时可以参考营养成分表。有些品牌的优格甚至比国家标准多10倍。

简单来说，购买优格时，要尽量符合"健康、原味、天然"的原则。

购买优格后的保存方式

选购优格的标准

1. 通过相关部门安全认证的优格。
2. 知名品牌的产品，菌种较值得信任。
3. 含糖量低的产品。
4. 原味的优格最天然、健康。
5. 检查包装活菌量。
6. 成分越简单越好。

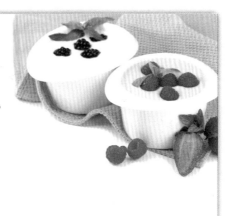

优格的保存和温度及食用习惯有关，如果没有妥善保存，很容易坏掉。

首先，因为优格的乳酸菌是活菌，必须冷藏才能让它有一定的活力。如果离开冰箱超过一个小时，就会产生白白的水状液体，乳酸菌也会开始发酵，因此吃起来口感会比较酸；如果是已经开封、吃了一些以后，置于室温很久才放回冰箱，就容易造成优格腐坏。

有些厂商会给外带优格附上杯架，目的是防止晃动造成优格产生裂纹。一般没有添加物的天然优格比较容易因为晃动或倒置让优格的组织散掉，使优格变得比较软烂，就像豆花被搅散的状态。但除了口感的改变外，优格本身的营养价值及风味并不会有影响。

关于"不能将优格冷冻，否则会冻死活菌"的说法，并非完全正确。因为优格的组织虽然被水的结晶破坏，但冷冻时的优格菌种其实是处于冬眠的状态，所以从冷冻室拿出来时，整个原来的组织就会瓦解，但乳酸菌不至于被冻死。

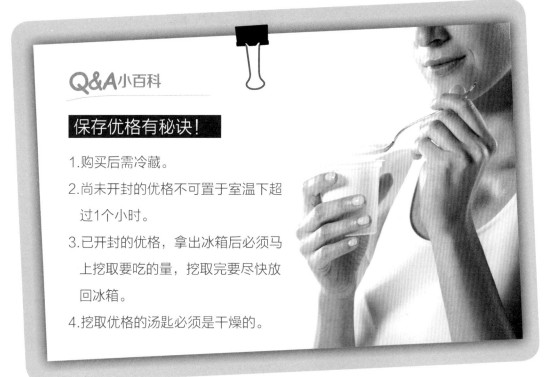

Q&A小百科

保存优格有秘诀！

1. 购买后需冷藏。
2. 尚未开封的优格不可置于室温下超过1个小时。
3. 已开封的优格，拿出冰箱后必须马上挖取要吃的量，挖取完要尽快放回冰箱。
4. 挖取优格的汤匙必须是干燥的。

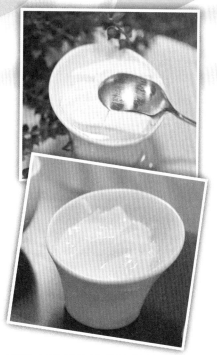

优格的质量判断

质量好的优格，因为没有添加明胶或淀粉，置于室温一段时间后，会产生离水现象，表面出现一层乳白色的液体，我们称为"乳清蛋白"。乳清蛋白具有强化肌肉、活化组织细胞的功效，许多长期健身的人或运动员在运动后，为了增加肌肉，也会摄取大量的乳清蛋白。另外，爱美的女性一定都看过市面上标榜"优格精华"的化妆品，其中的成分就是乳清蛋白，例如：将乳清蛋白混入面膜的精华液中，可使皮肤吸收精华液的效果更好。简而言之，乳清蛋白具有珍贵的营养素，但很多人不知道它的价值，常把它直接倒掉，十分可惜。建议大家可以大口吃掉，因为那正是优格的精华，对身体非常有益。

· 三招判断优格是否腐坏

1. 看：因为优格是酸性物质，如果已经坏掉，它的表面会有一些黑色、红色或白色的点，这些点就是"霉菌"。

2. 闻：如果打开优格后，闻到一阵像牛奶腐坏的恶臭，而不是优格本身天然的香味，就代表优格已经坏掉了。

3. 吃：因为优格吃起来本来就酸酸的，导致很多人连优格酸掉了都不知道，照样进食。因此，建议吃进优格时，若觉得口感或味道怪怪的，就不要食用了。

吃优格的时机

吃优格的最好时机是餐前吃，因为空腹吃进大量乳酸菌能很快地改变肠道的菌群环境，让好菌的比例提升。但如果有胃溃疡、胃癌或肠胃发炎的人，建议最好饭后吃，避免胃黏膜通过酸的刺激而影响到神经。

Q&A小百科

优格越酸表示菌种越多吗？

许多人常有优格越酸越好的想法，这是非常错误的观念！优格的酸跟乳酸菌的多少是两回事。优格太酸，表示制作过程中，收取到冷藏间隔的时间太长，以致产生太多的乳酸。乳酸太多就会把本身的乳酸菌杀死。所以比较大的品牌在制作优格时，会先研究菌种特性，严格管控制程，找出乳酸菌量最大的时机，再收取冷藏。但一般在家自制优格的人，可能没办法顾虑到这些。

特殊人群怎么吃

①乳糖不耐症患者

东方人大多都有乳糖不耐症，但优格中的乳酸菌，可将牛奶中的蛋白质切成小段，让人体比较容易吸收；此外乳酸菌还能把造成乳糖不耐症的元凶——乳糖分解成半乳糖。因此乳糖不耐症的人很适合吃优格来补充钙质，也比较不容易拉肚子。

② 孕妇

　　吃优格对孕妇有非常多的好处，因为母亲的肠道和婴儿的身体健康有高度关联性，相当于一人吃两人补。首先，孕妇吃优格时，可以补充丰富的蛋白质及钙质，且优格的乳酸菌能帮助肠道蠕动，改善孕妇排便不顺的问题。另外，优格里含大量的B族维生素（例如叶酸），对宝宝的脑力及智力发育很重要，所以非常推荐怀孕的妇女多多食用。不仅如此，国内外有许多科学研究指出，益生菌能将婴儿"带有过敏体质"的机率降低1/3~1/2，且孕妇本身的过敏症状也会有所改善。

　　简言之，妈妈多补充益生菌，对宝宝的健康绝对有正面帮助。

【孕妇吃优格的四大好处】

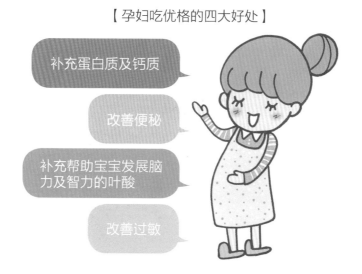

补充蛋白质及钙质

改善便秘

补充帮助宝宝发展脑力及智力的叶酸

改善过敏

③ 婴幼儿

　　一般来说，不建议让不足10个月的宝宝吃优格，因为小宝宝的肠道还在发育，容易对部分食物比较敏感。举例来说，市面上有分为给宝宝喝的、经过特殊调配的婴儿配方奶粉，以及供一般人喝的奶粉。但市售的优格都是用一般的鲜奶或奶粉制作而成的，所以不适合宝宝。等到宝宝10个月大后，肠道的吸收能力发育比较健全了，才可以给他吃。

④服药者

许多人常担心吃药后再吃优格会有影响。如果吃一般的保健食品，对于吃优格不会有影响；但如果是吃含有抗生素的药，例如感冒药，则建议药吃完后，隔2个小时再补充优格。长期服药的人，拿药时可以先询问医生。

⑤结石患者

吃优格可以补充钙质，一般人就算一天吃进很多，也不用担心钙质过剩的问题。因为钙质就是矿物质，如果吃过多，也会通过血液排出。但是有结石的患者，草酸比较容易沉淀，吃优格时就要特别注意摄取量。

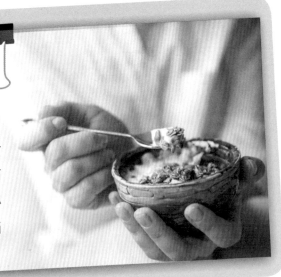

Q&A 小百科

优格的摄取量

根据国外科学实验的成果，一般建议民众一天摄取200克左右的优格。200克的量相当于一小碗。所以一天一碗优格是最适当的量。

特别收录：优格的百变吃法！

▼

优格的好处很多，可以促进肠蠕动，改善便秘，还能改善肠道环境，提供好菌。优格除了可以当甜点吃，还能入菜，增加风味。喜欢吃优格的人，可以参考下面的优格百变吃法，在家DIY哦！

· 自己加料任意配

一、糖浆类	二、水果类	三、点心类
1.果酱	1.新鲜水果	1.麦片
2.黑糖	2.奇亚籽	2.棉花糖
3.蜂蜜	3.无花果	3.饼干棒
4.枫糖浆	4.葡萄干	4.软糖
5.椰浆		5.蜜红豆
6.香草精		

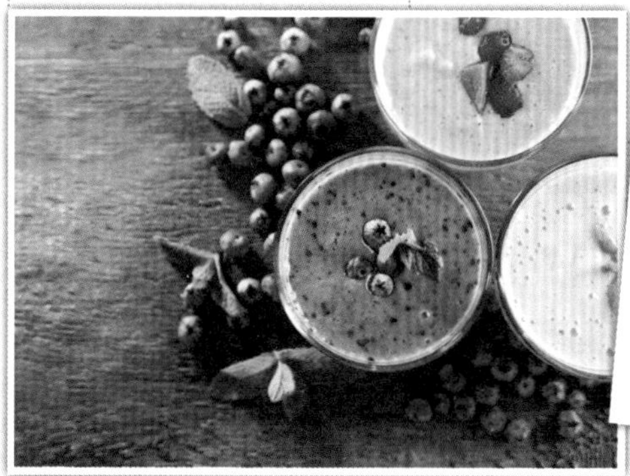

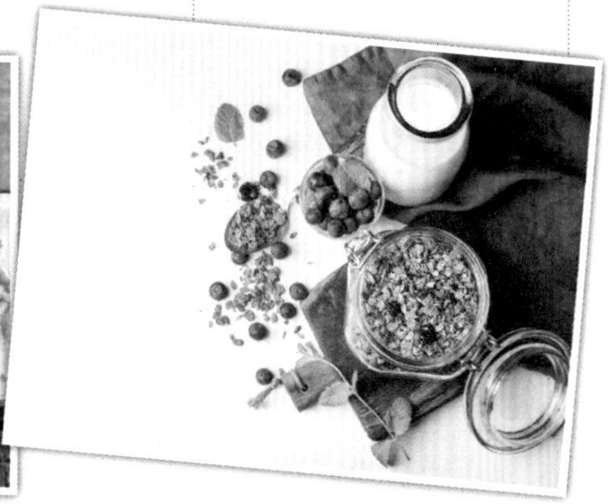

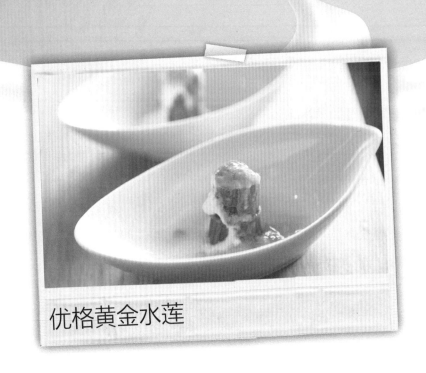

优格黄金水莲

材料：1.水莲 一束　　　3.梅子果浆 少许
　　　2.优格 少许　　　小提醒 若无梅子果浆，可用梅子酱代替

做法：1.水莲先行汆烫。
　　　2.取一束水莲，隔约5厘米将水莲束绑起，再从中切成小段摆盘。
　　　3.淋上优格及梅子果浆即可。

料理小秘决：1.水煮开了之后放入水莲（连根部一起放入），汆汤30秒后立即捞起泡冰水，可保持翠绿。
　　　　　　2.绑水莲束时取15~20根成一束，切好后会比较方便食用。

优格可以加热吃吗 >>>

乳酸菌能够忍受的温度差不多为60℃，所以想要吃温的或是入菜时，可以隔水加热。

水莲是一种高纤维蔬菜，有别于一般的快炒料理方式，通常以冷盘呈现，搭配优格及梅子浆，是相当低油、低盐的无烟料理，适合在夏天作为爽口的开胃菜。

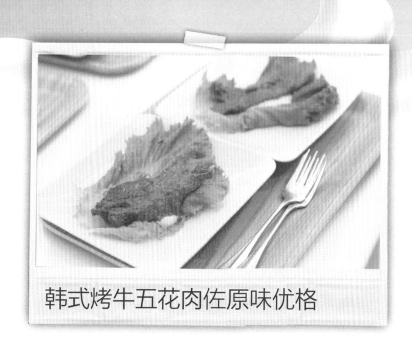

韩式烤牛五花肉佐原味优格

材料：1.韩式辣酱 30克
　　　2.牛五花薄片 100克
　　　3.生菜叶 5片
　　　4.优格 80克

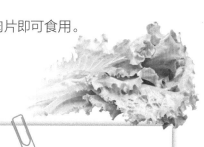

做法：1.牛五花先以韩式辣酱及40克优格腌制30分钟。
　　　2.烤箱先预热，开200℃烤10分钟即可。
　　　3.生菜叶抹上40克优格，再放上烤好的肉片即可食用。

优格腌肉更美味！ ▶▶▶

用优格来腌肉约30分钟后，肉质会比较软嫩。若肉质较硬，可用优格涂抹浸泡4小时，不但能嫩化肉质，还可增添风味。

 特别感谢 以上优格相关内容，感谢马修严选提供相关信息与照片。

这样动：三大运动按摩训练法，改善肠道轻松按

 大便越用力越顺畅？听听医生怎么说

本书前面有提到：大便不要超过5分钟，应该等有便意时再去厕所。因为大便时肌肉会产生推力以推动粪便，但用力太久的话，容易引发痔疮以及黏膜肿胀，进而导致静脉曲张和痔疮流血。

1.用力大便和脑出血的关联性

有些人会担心"大便太用力会不会造成脑卒中"，原则上，只要是压力，都有可能造成脑出血。举例来说，冬天吃完饭时，血液可能没办法马上回流到心脏，万一又吹到冷风，心脏的血量就会变低，造成心肌梗塞、脑溢血、脑卒中等突发疾病。同样地，当你腹部用力，

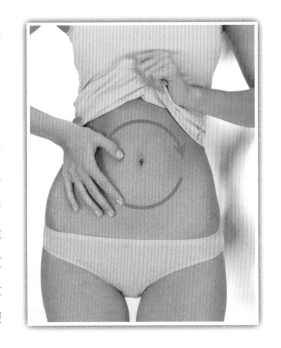

交感神经活跃的时候，也容易使血管收缩，引发一些并发症。

但"用力"并不是造成脑卒中的唯一因素，其他活动，例如跑步，也会增加压力，影响交感神经和血管收缩。因此，大家并不需要担心用力大便会导致

脑卒中，反而应该要提防痔疮、疝气等问题。

2.疝气

疝气指的是腹腔内部有一部分脏器，因为先天或后天的因素，从其本来应在的位置，进入到不正常的位置，例如男性病患的肠子因某些原因从睾丸的位置凸出，就是所谓的"腹股沟疝气"。

疝气的诱发原因很多，便秘、慢性咳嗽、搬重物等需要腹肌用力的活动都容易导致疝气。以便秘来说，因为长期使劲蹲便、腹压用力，就会造成腹壁薄弱的地方破损，一旦肠道凸出到破损的腹壁中，就形成了疝气。不过，除了用力过度外，年长者的后腹壁也会随着身体功能退化而变得薄弱，即使不用力也有可能患疝气。

3.直肠膨出症

直肠膨出症的潜在因素有两个，一个是"直肠和阴道之间的肠壁变薄"，另一个则是"骨盆腔的支撑结构变弱"。若再加上排便时过度用力，就会造成直肠的前壁往阴道突出，形成直肠膨出症。

直肠膨出症多好发于女性，男性较少见，因为女性的直肠阴道壁较薄弱，为了顺利排便，女性会习惯用手从耻骨的位置往后压；另外，女性如果多次生产，或是分娩时因难产、长时间生产、非自然产而运用产钳等助产工具，都会造成会阴、直肠或肛门括约肌受伤，间接引发直肠膨出症。

简而言之，越用力不代表越顺畅。但如果本身没有上述三项情形，那就可能是个人体质导致的便秘、腹泻、消化不良。其实，配合适当运动，例如促进排气的肠道按摩，活跃肠道功能的健走，以及随时随地都能做的缩肛训练，也能改善排便不顺的情形。接下来，让我们通过示意图，一起来看看这些简易好上手的运动怎么做吧。

靠双手促进排气的"肠道按摩"

▶按摩小肠

与大肠和胃相比，小肠发生病变的机率较小。小肠主要功能为吸收营养及消化食物，若长期没有维持正常运作，会有吸收不良、腹泻、腹胀等症状。想要维持小肠的正常功能，除了平时细嚼慢咽、补充好菌外，也可以通过按摩促进肠道蠕动，改善消化不良及胀气的症状。

按摩顺序
Step 1.
食指与中指并拢，以肚脐为起点，依序开始顺时针画圈按摩。

按摩顺序
Step 2.
接下来，将手指顺时针移至点2。

按摩顺序
Step 3.
再将手指顺时针移至点3。

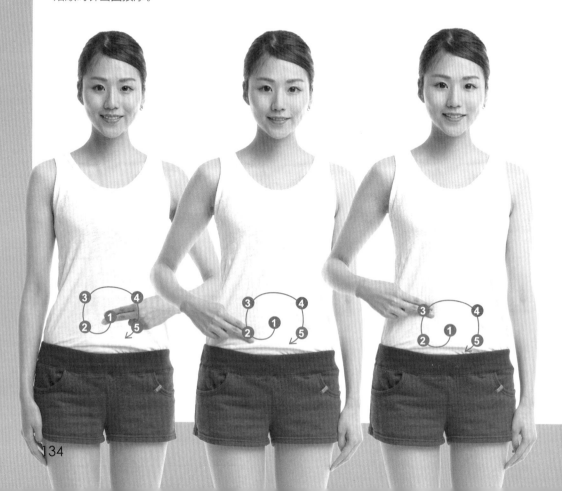

小肠按摩法

以肚脐为中心点，测量肚脐三根手指宽的距离，就是我们要找出的4个穴道。这4个穴道分别位于肚脐右下方、右上方、左上方、左下方。请以肚脐为起点，依次以顺时针方向按摩。

按摩顺序 **Step 4.**

将手指顺时针移至点4。

按摩顺序 **Step 5.**

最后将手指顺时针移全点5。

注意！ >>>

按压力道不可太大，以免刺激肠道。若按压时感到疼痛，可减轻力道或稍作休息。

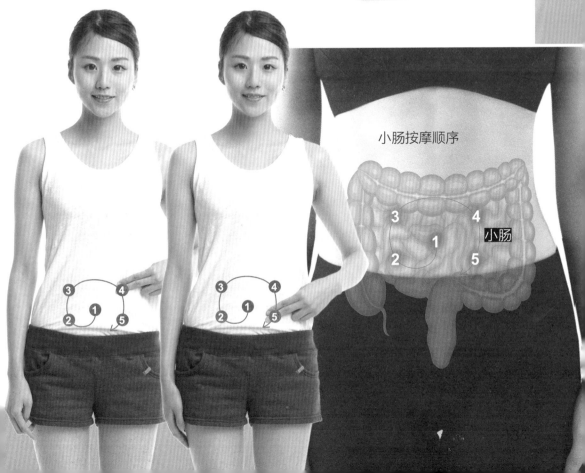

小肠按摩顺序

小肠

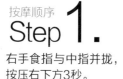

▶按摩大肠

人体大肠呈∩形，占据整个腹腔至骨盆腔，大肠的粪便进出方向由右下腹开始，往上于肝脏下缘形成直角后，朝左侧水平横向前进，再于脾脏下方形成直角往下行。整个大肠有150~160厘米长，通过按摩大肠，可以改善排便不顺、便秘等问题。

大肠按摩法

以肚脐为中心点，测量离肚脐5根手指头宽的距离，就是我们要找出的5个穴道。这5个穴道分别位于肚脐右下方、右上方、正上方、左上方、左下方。请依照顺序，顺时针方向逐点按压。每个点按压3秒，完整一圈共15秒。

按摩顺序
Step 1.
右手食指与中指并拢，按压右下方3秒。

按摩顺序
Step 2.
接下来，按压右上方3秒。

按摩顺序
Step 3.
按压正上方3秒。

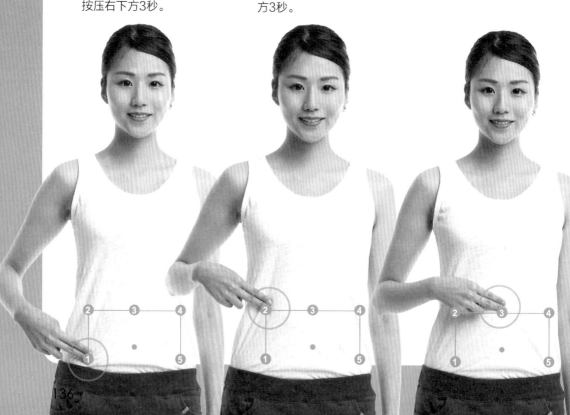

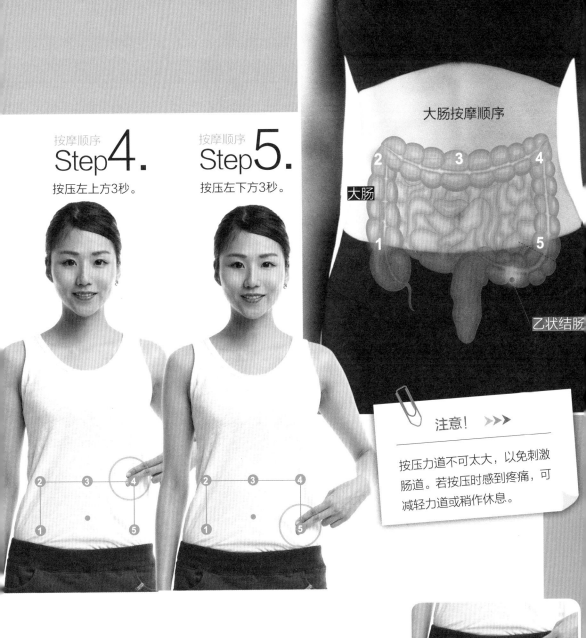

Step4.
按压左上方3秒。

Step5.
按压左下方3秒。

大肠按摩顺序

大肠

乙状结肠

注意！ ▶▶▶

按压力道不可太大，以免刺激肠道。若按压时感到疼痛，可减轻力道或稍作休息。

乙状结肠

▶按摩乙状结肠

大肠左下方顺势往下的位置就是乙状结肠。手指按压该处2~3秒后松手休息5秒，重复做5次。

粪便经由人体左下腹以"乙"字形弯曲，经过约60厘米长的乙状结肠后，才会通到直肠，经由肛门排出。通过按压乙状结肠，可以改善肠道功能失调，预防排泄物堆积。

用简单的健走活跃肠道功能

养成运动的习惯，以正确的方式每日健走，不但对身体有益，也能维持肠道健康。健走非常简易、方便，也不是太过激烈的运动，适合各个年龄层，且随时随地都能进行。

1.健走新趋势——水中健走

健走和一般步行不同，健走迈出的步伐比较大，手臂摆动的幅度也比较宽，可作为全身性的有氧运动。除了在户外公园或操场健走外，水中健走也是很好的选择。水中健走不但适用于想改善肠道健康的人，也非常适合年长者。通过水的浮力，让身体处于无重力的状态，可减轻身体的负担，因此更轻松、更安全。此外，水的压力可以压迫身体、锻炼心脏，有利于血液循环。而且水的密度是空气的近800倍，因此在水中移动时，会承受一股阻力，这股力量是对自己很好的挑战，可以达到训练的目的与效果。建议大家平时可以在游泳池或较大的浴缸、水池里练习。注意，水的温度不可太烫，尽量保持水温在28~30度之间，因为比人体温度更低的水温，可以促进新陈代谢。

【水中健走的好处】

水的浮力	水的压力	水的阻力
减轻身体负担	锻炼心脏	挑战身体耐力

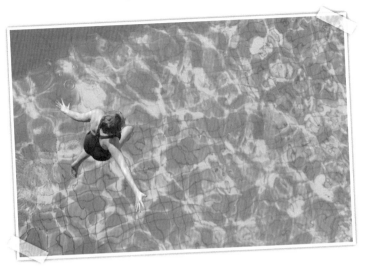

2.每个人都会走路，为什么还需要特别矫正？

虽然走路和跑步都是一般人最基本的行动能力，但许多人因为长期维持错误的走路姿势，或是经常性地背重物、穿不合适的鞋子，久而久之就给脊椎造成很大的负担。调整走路方法的目的在于矫正脊椎侧弯的情形，让身体更健康、更有活力，若一开始就没有掌握正确技巧，反而会造成一定的运动伤害。

【健走的技巧】

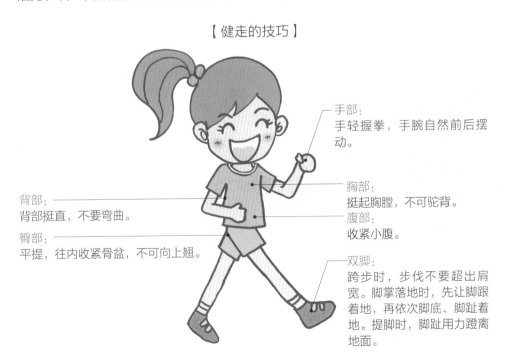

手部：
手轻握拳，手腕自然前后摆动。

胸部：
挺起胸膛，不可驼背。

腹部：
收紧小腹。

背部：
背部挺直，不要弯曲。

臀部：
平提，往内收紧骨盆，不可向上翘。

双脚：
跨步时，步伐不要超出肩宽。脚掌落地时，先让脚跟着地，再依次脚底、脚趾着地。提脚时，脚趾用力蹬离地面。

3.正确的健走姿势示范

健走有益身体健康，了解正确的姿势非常重要。如果长期以错误的姿势健走，越走越会对脊椎造成伤害。由于男性与女性走路迈出的步伐宽度不同，男性通常为1~1.1米，女性通常为0.8~0.9米。因此，我们分别针对男性与女性，设计了不同的示范。

【 男性走路姿势示范 】

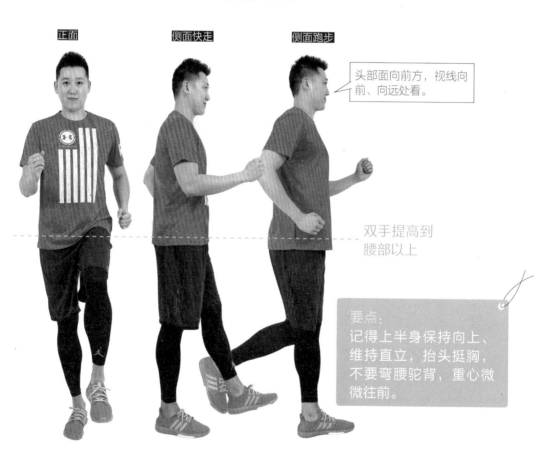

正面　　　　侧面快走　　　　侧面跑步

头部面向前方，视线向前、向远处看。

双手提高到腰部以上

要点：
记得上半身保持向上、维持直立，抬头挺胸，不要弯腰驼背，重心微微往前。

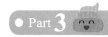

贴心小提醒 >>>

1. 健走时，穿适合的衣物，才能舒适又安心地运动。建议大家选择可吸湿排汗、具延展性及透气性的合身衣裤。

2. 鞋子是走路最重要的装备，当健走一阵子后，双脚会肿胀，所以建议选择稍大的鞋子，预留一点点空间。此外，鞋底舒适平坦且稍微垫高，才是最适合健走的鞋子。

3. 运动前、运动中和运动后都别忘了适当补充水分，特别是在潮湿炎热的天气里，更应该多喝水。

【女性走路姿势示范】

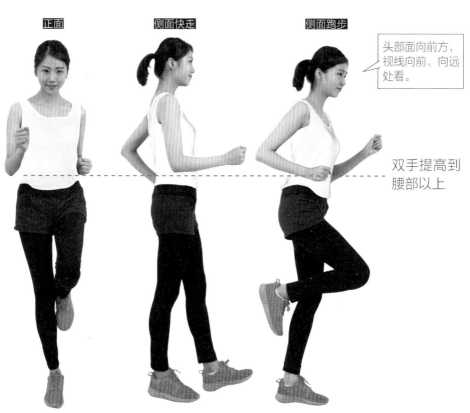

正面　　　　　侧面快走　　　　　侧面跑步

头部面向前方，视线向前、向远处看。

双手提高到腰部以上

动作示范照摘自资料夹文化《跟着奥运级随队医生"跑走"就对了》一书。

随时可以做的练习，增强你的顺畅力

有些人排便时，会因肛门弹性组织松弛，无法自行收缩。缩肛训练可以锻炼肛门的力量和弹性。不论有没有排便问题，每个人都应该借由缩肛运动来保养我们的肛门。缩肛运动非常容易进行，且不受时间、场合的限制。就算在公车上、办公室或者与人聊天时，都能偷偷锻炼，非常方便。

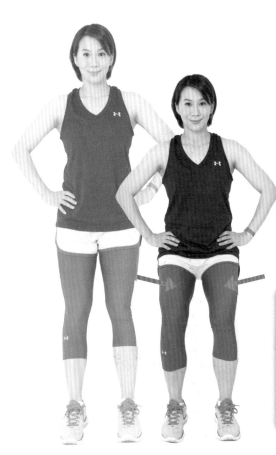

【缩肛训练——站式正面示意图】

作法：将大腿内侧肌肉、臀部与肛门用力夹紧。

步骤：每天300下，可分为早、中、晚3次进行，每次100下，每下5秒。

 贴心小叮咛 ▶▶▶

在家做缩肛训练时，可以播放让身心放松的音乐，身体在自然放松无压力的状态下，进行训练，效果更好哦！

【缩肛训练—卧式示意图】

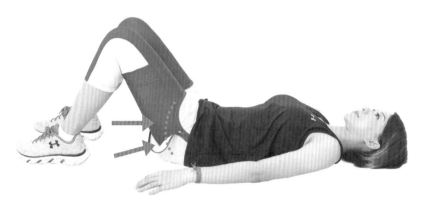

作法：

STEP 1 平躺后，头部下方可以垫枕头，但不要选择垫太高的枕头。

STEP 2 双膝弯曲，两手平放贴地。

STEP 3 调整呼吸，吸气时，用力夹紧肛门内侧肌肉5秒。

STEP 4 默数5秒后，吐气放松。

STEP 5 重复STEP 3与STEP 4的动作100次。

缩肛训练注意事项 ▶▶▶

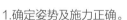

1.确定姿势及施力正确。

2.最好养成习惯，每天都做缩肛训练。

3.绝对不要在小便时做这项运动。

4.训练前先排空膀胱，以免在练习的过程中出现尿急或漏尿的情形。

5.饭后不宜做此运动，最好在空腹时进行。

6.阴道或尿道发炎的人应暂停练习，等痊愈后再进行训练。

不得不"吐"的忠告

在我还是学生的时候，因为课业压力的关系，常常要比较谁的成绩好，那时身在医学系的我，周遭都是精英，所以能拿到第一名的机会其实并不多。一直到成为医生以后，我才拿到了"第一名"这个头衔，但这个头衔却让人一点也开心不起来……

据统计，癌症近30年来始终蝉联国人十大死因榜首，特别是大肠直肠癌。没错，身为大肠直肠专业医生的我，在不是很情愿的状况下得到了这个第一名，而且已经占据榜首的位置长达8年之久。

要说大肠直肠癌为什么会这么嚣张，除了跟高龄人口增加、老年人的身体机能退化有关以外，主要原因还是生活习惯的问题。我们的生活中凡事力求方便、快速，为了节省每分每秒，吃着充斥高热量的快餐和加工食品。这些高油、高盐、高糖，或是添加化学物质的食品，虽然不一定会立刻引起身体的排斥反应，但也会在无形中造成身体的负担，再加上现代人的生活步调紧凑、压力大，所以才会导致许多人的健康情形每况愈下。

我知道，要每个病人都遵守健康的生活守则，根本是天方夜谭。但至少调

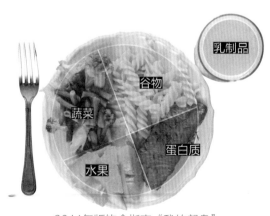

2011年版饮食指南"我的餐盘"

整饮食习惯是绝对必要的。要控制饮食习惯真的不难，可以参考2011年美国农业部做出的"我的餐盘"饮食指南。"我的餐盘"概念很简单——每天只要摄取一定分量的食物、有饱足感即可，不要过量饮食；且将蛋、鱼、肉、坚果及豆类合并为"蛋白质"，意味着应均衡摄取各种含蛋白质的食物，而非一味地单吃鱼类或肉类；并将应酌量食用的油脂类、酒类等食物移除，避免大家以为要额外多吃这些食物才会身体健康，导致过量摄取。

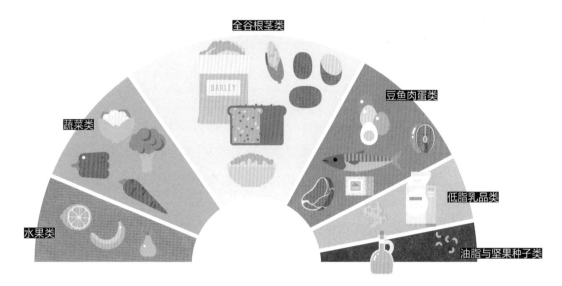

每日饮食指南扇形图

其实台湾也在2011年公布了"饮食指南扇形图"，除了将每个人每天的六大类食物的摄取量标示清楚外，也强调以多元的"全谷饮食"取代以往的"五谷饮食"，以脂肪较少、较健康的"低脂乳品"取代"奶类"，并在"油脂类"中纳入富含营养素和植物性脂肪的"坚果类"（编辑注：中国营养学会也公布有"营养金字塔图"，与"每日饮食指南扇形图"倡导的饮食结构基本相同）。这些资料与相关知识，在网络上都能找得到。

说了这么多，无非就是要向你们表达"身体是自己的，要好好照顾"这个简单到不行的概念。因为现在医学发达的关系，太多人用错误的方式过生活，抱着"有病再去看医生"的心态，然而医生不是神，能力有限，顶多就是在你"误入歧途"的时候引领你回到正轨，但后续要怎么做，还是得靠自己才行呀！

最后的最后，我想，会翻开这本书的你，想必已经对自己的肠道问题有所警惕了，所以加油吧，我由衷地希望这段时间被催稿无数次的心血结晶，能让你的肠道、健康、人生都更加顺畅！